クレプトマニア・万引き嗜癖からの回復

"ただで失敬"してしまう人たちの理解と再犯防止エクササイズ

著

テレンス・ダリル・シュルマン

監訳

奥田　宏

訳

松本かおり　　廣澤　徹

星和書店

SOMETHING FOR NOTHING
Shoplifting Addiction and Recovery

by

Terrence Daryl Shulman,

J.D., M.S.W., C.S.W., A.C.S.W., C.A.C., C.P.C.

Translated from English
by

Hiroshi Okuda

Kaori Matsumoto

Toru Hirosawa

English Edition Copyright © 2004 by Terrence Daryl Shulman
Japanese Edition Copyright © 2019 by Seiwa Shoten Publishers, Tokyo

Japanese translation rights arranged with The Shulman Center for Compulsive Theft, Spending & Hoarding through Japan UNI Agency, Inc., Tokyo

本書を，世界中にいる何百万もの「ただで失敬」という病に取りつかれて苦しんでいる人々と，その影響を受けている家族と友人に奉げる。本書が回復への道しるべとして役立つことを願っている。あなたは一人ではない。希望はある。

私はまた本書を父親のロバート・シュルマンに奉げる。父は1993年4月20日に53歳で亡くなった。お父さん，あなたは回復できるものだとは全く考えなかったね。回復してほしかった。あなたの功績と苦しみは私をさらに前に進むように促した。何かいいことがそこから生まれてくるだろう。

序　文

　ジャック・ハイエス・インターナショナルの2007年[ママ]の調査による以下の統計について考えてみてほしい。

- 全米で1年間におよそ3億回の窃盗事件が発生している。
- 万引きが小売業の利益を3〜4割喪失させていると推定されている。
- 小売業全体では万引きで年間150億ドルの損失を被っていると推測されている。
- 2007年には62万6,314人の万引き犯が米国の24の大規模小売業チェーンで逮捕されており，2006年に比べて9.16％増加している。
- 小売窃盗から1ドル取り返せても，37ドル14セント失われており，窃盗による被害全体の2.67％しか取り返せていない。

　私たちは皆，ただで何かを失敬するのが好きだ。しかし，多くの人が一線を越えてしまう。窃盗が習慣になり，乱用薬物を使用したように有頂天になる！

　統計では，窃盗するほとんどの人々が経済的理由や欲望からそれを行うのではなく，彼らの生活上のプレッシャーと情緒的問題についての反応という形で窃盗していることが示されている。"ただで失敬"は何百万人もの人々をむしばむ病気である。この問題が特に米国的現象なのかどうかは，調査研究に委ねるが，おそらく地球上に広がる問題なのだろう。

　私たちは，ウイノナ・ライダー[訳注1]，エンロン[訳注2]，そしてマーサ・スチュアート[訳注3]と同時代に生きている。窃盗に関する怒りと懐疑はあふれている。しかし本書は，単なる強欲についてのものではない。や

とも嗜癖になることに気づいている。

　しかし，私たちは，万引きあるいは盗みをする人が強く助けを求めて心で叫んでいることには気付いていない。なぜなら，私たちは万引きという嗜癖を本当に理解している，または受け入れているわけではないからである。この問題で苦しんでいる人々はさらに恥，無知，そして否認に沈み込み，本当に求めている助けが乏しいことに直面する。個人，家族，業界，経済，そして社会すべてがそのことで苦しむのだ。

　万引きは本書で扱う盗みの主要な形であるが，他の形式にも触れるつもりだ。盗みについての言い訳をするつもりはない。法を破ること，あるいは一般に不誠実なことについて言い訳はしない。しかし，私はほとんどの万引き者が単なる盗人だという思い込みには異議を唱えるつもりだ。

　本書は回復中の万引き者によって，この主題について初めて書かれた本である。私は偏りを責められるかもしれない。それは受け入れよう。私の回復途上では参考になる文献は見当たらなかった。私は孤独だった。私は自助グループやサポート・グループを探した。しかし，何もなかった。1992年に私はC.A.S.A.という自助グループを始めた。C.A.S.A.とは，Cleptomaniacs And Shoplifters Anonymous,「無名の病的窃盗者たち」の英語の頭文字である。私はクレプトマニアの頭文字KをCに替えた。家を表すスペイン語casaと同じ綴りにしたのだ。私は分かち合いと助けを得たい人々への安全な場所を作りたかったのだ。私はグループの焦点を万引きに当てたかったのだが，他の形式の嗜癖的盗みに苦しんだ人々を排除したくはなかった。このように，私は，クレプトマニア（窃盗癖）という言葉に，盗みの問題に関わるすべてのものを含めたかった。

　本書は，万引きというものを情動制御障害，クレプトマニア，または薬物療法や心理療法あるいはその両方で治療を受けるべき何らかの状態よりはむしろ，嗜癖とみなして書かれた初めての本である。私はこの主

る人はどんな障害があってもやろうとする。彼らは充足することのない人々だ。それは金銭を超えたものだ。正常感覚を超えたものだ。

　私たちは，個人的にも集団的にも増大する空虚感を感じているようである。

　万引きや盗みは単に法的あるいは道徳的問題であるという単純な考え方は間違っている。今日ますます不誠実性がひどくなっていると思われる。法規制が厳しくなり，さらに洗練された警戒システムと際限のない道徳主義によっても，これらの犯罪は減ってはいないのだ。実際は増加傾向にある。盗み，特に万引きは嗜癖にしばしば転化している。

　私は，力やコントロールを制御できなくなった状態のことを，私たちが何でもかんでも依存，病気，疾患とラベリングしすぎてしまったとわかっている。多くの人々はアルコールや薬物嗜癖を理解し，受け入れている。そしてギャンブル，セックス，食行動，あるいは買い物をするこ

訳注1）ウイノナ・ライダー（Winona Ryder）：米国の女優，映画プロデューサー。東欧ユダヤ系の両親はヒッピーであり，幼い頃からコミューンで育つ。2001年にロサンゼルスのデパートで約5,500ドル相当の商品を万引きし，窃盗の疑いで逮捕された。10代の頃に境界性パーソナリティ障害を患っていたということを後に告白している。

訳注2）エンロン（Enron Corp.）：米国の総合エネルギー取引とITビジネスを行っていた企業。1985年にエネルギー会社として発足し，ブロードバンドビジネスや天候デリバティブ取引も手がける多角的大企業に急成長した。2001年10月，同社の簿外債務の隠蔽などの不正が発覚，株価は暴落し倒産。さらに同社に続いてさまざまな企業の不正会計が次々と明るみに出たことで大事件に発展し，これを契機に米国全体のコーポレートガバナンスが問われることになった（エンロン事件）。2002年，この事件を受けて企業の不祥事に対する厳しい罰則を盛り込んだサーベンスオックスレー法（通称SOX法）が制定された。

訳注3）マーサ・スチュワート（Martha Stewart）：米国の実業家。料理，園芸，手芸，室内装飾など生活全般を提案するライフコーディネーター・クリエーター。1991年よりライフスタイル提案誌『マーサ・スチュワート・リビング』を発刊，ライフスタイル業界の大立者になっていく。オリジナル・ブランド製品を広く販売した。ニューヨーク証券取引所の役員にも選ばれたが，2002年にインサイダー取引の容疑で捜査を受け，2003年6月に起訴，有罪となった。2004年10月から2005年3月まで服役した後，仕事を再開した。

題に関する事柄を考え方の主流の核にしたい。望むらくは，より接しやすく，恥ずかしくないものにしたい。

　私は本書が，米国のみならず世界中で人々に自助グループを立ち上げる情熱をかきたてることを願っている。そういった場で万引き嗜癖者が援助を受け，最終的には助ける側に回ることができるのだ。現在のところ［訳注：原著が出版された 2004 年当時］，まだ万引き者への拠りどころとなるような全国レベルのグループはない。マンハッタン，ミネアポリス，ヒューストン，フェニックス，シカゴ，フィラデルフィア，サンフランシスコ，ブリティッシュ・コロンビア，そしてここデトロイトのグループを知っているだけだ。ほとんどの州では裁判所が出席を義務づける教育的グループがあり，そこでは万引きと経済犯罪について説明しているが，ほとんどのところでは数時間行われているだけで限られた価値しかなく，特に万引き嗜癖者への効果はないに等しい。

　インターネットで www.KleptomaniacsAnonymous.com を 1998 年に始めてから，私は電子メール・メッセージを何千と受け取っている。多くの人は情報とサポートを求めている。ほとんどの人たちは，自分たちの町にグループがあるかどうかを尋ねてくる。再三私はこう言わなければならなかった。「まだありません。しかし私がしたように，グループを始められたらいかがですか？」。でもほとんどそうはならない。なぜか？　これが実情なのだ。本質的に個人と集団の無知により，万引きが嗜癖的・強迫的な疾患だと知らない状態が続いている。自分にこの問題があるとわかっている人たちは，圧倒されるほどの恥ずかしさを感じていて，誰かに話そう，あるいは助けを求めようなどとは決して考えないのだ。万引き者のためのサポート・グループに参加することへの恐れと恥は，グループを始めることよりは小さいかもしれないが，非常に強い。あまりにも恥じ入っていて，自分のセラピストにさえも自分が万引きしていることを言えない人々を私は知っている。裁かれることを恐れるので黙っているのだ。国じゅうに万引きのリカバリー・

グループを広げていくのにもう一世代かかるかもしれない。でもそれは必然だ。ニーズは実現されることになるからだ。

　私や他の人々の物語は，盗みや万引きの言い訳をするために載せているのではない。万引きの嗜癖者が罰を受けなくなることを示唆しているのではない。違法なギャンブル，薬物犯罪，飲酒運転であれ，いかなる違法行為も法的な処罰・懲罰があるべきだ。しかしながら治療も必要だ。私たちの物語は，善良だが傷つきやすい人々が極めて重要な時期にいかに人生に対応しようとしたか，そしていかに懲罰が万引き者にストップをかけるのに十分でなかったかを説明する。私たちの物語は，万引き，あるいはクレプトマニアについて記載した文章がほとんどないため，一例一例がそれぞれ独特である。私は，わかりやすさと希望を，それらが乏しい人たちにも与えられたらと望んでいる。

　本書を書いた主な狙いは，万引き嗜癖についてより知ってもらい，理解を得たいことと，助けを必要とする人々により多くの解決方法を提示することである。すべての人が同じように対処するのではない。そして嗜癖には類似点もあるが，相違点もあるのだ。万引きにはまっている人々は，それぞれに応じた治療が必要だ。

　13年前，私は万引きをやめたいと決心し，新しい生活をスタートさせた。万引きという行為について「助けて」と叫んでいるだけの人が何百万といるのだ。私は自分が目覚めるまで，自分の人生にどれだけの問題があるのかわからなかった。私はまだ毎日目覚め続けている。自殺の淵から立ち上がり，挑戦と不確実性，その痛みとフラストレーションと共に人生は生きる価値があるとわかった。

　切迫した全地球的危機にあるこの世界で，ある人はこう尋ねるかもしれない。万引き嗜癖についての一冊の本に，物事の大きな流れの中でどんな意味があるのか？と。私はこの本が大きな解決の一部になるように願っている。ただで失敬するようなことは，本来あってはならないことなのだ。世界をより正直で信頼できる癒された場所へと再生するため，あ

なたがたに，何らかの方法で私に加わってほしい．ただで失敬する人々がほとんどいず，ただで何かを与える人がもっと多いところになるように．"与えることで私たちは心豊かになる．"*

テレンス・ダリル・シュルマン
サウスフィールド，ミシガン州
2004年10月

---

* ピーター・レンゲル（Peter Rengel）著："愛に包まれた生活に生きる（Living Life in Love）"より引用

謝　辞

　多くの人たちに感謝の意を表したい。それらの人たちがいなかったなら私は多分今生きていなかっただろう。少なくともこの本を完成させることはできなかった。私にとって重要であった人でもしも忘れてしまっている人がいれば，許してほしい。

　美しく，支えになる妻ティナ，母マデリーンと義理の父ジム，私の弟ジョーディ，サムとマーティー，甥のドゥバン，すべての親族は無条件の愛と支援をくれた。

　庇護者で友人だった故スティーブ・キャンベル，精力的な仕事ぶりで私たちのウェブ・サイトの立ち上げを助けてくれ，e-mail サポート・グループを共同で運営してくれているポール・プラモンドン，私を心強く支え，集中させてくれている良き仲間たち：リー・アンジケック，トム・リータルト，ジョン・ステンピエン，ブレット・クーン，ダナ・L.パイパー，スコット・マックィニー，マーティー・ピータース，ベン・ゴリカ，ロブ・コリナー，ケビン・ローダーデイル，ディック・ホロラン，ジョッシュ・バークレイ，トム・リーディー，チャック・パーベイ，アンドリュー・ミラー，マイケル・フォックスとポール・プラモンドン。

　裏表紙の写真を撮ってくれたダナ・L.パイパー，覚醒のためのマンダラを表すカバー・デザイン担当のキャシー・ダイヤー，編集者の故アナベル・マキィルネイ。

　私の女神応援団：ジュリー・コブリン，ラウラ・ハンセン - クーン，アンドレア・マクファーランド，シャロン・ハリス，ビルン・フォーチュン，シャンダ・シグモンド，ステイシー・アルシュト - フォックス，モナ・ライト，ロビン・シュワルツ，ミーガン・パワーズ，シンディ・シャ

謝辞 xi

ンドラー，メアリー・メトカーフ，ヴィッキー・ザフト，キャロン・クローソン，エイミー・ゴールドシュタイン，ダイヤ・フェイス・ウォールデン，クリスティーナ・パーベイとモーリーン・マクドナルド。

ベター・ディレクション企画のナンシー・ラビトイ，カレン・マッカーン。

愛犬たち，ベンジーとペネロープ。

C.A.S.A.（デトロイト）の回復中の仲間たち，特にディビッド・N.，フラン・S.，マーティー・H.，ハイジ・W.，そしてサンドラ・J.とトム・J.。C.A.S.A.の電子メール・サポート・グループ（世界）の回復中の仲間たち。

しらふを目指す民間団体（Secular Organization for Sobriety：S.O.S.）の特にジェーン・F.，デイル，ジム・G.，ティムとチャック。ランドマーク教育法人，特に自己表現とリーダーシップのコース。人間の気づき協会のスタン・デイルとその天使たち，クオドゥシュカ，デトロイト地区の男性の知恵協議会，火曜の朝の男性朝食クラブ，人類プロジェクト，個人向けナーシングLIGHTハウス法人での友人とスタッフ（特にマルシア・アンダーソン，ジョー・パリウォダとドン・オスターウィンド，ジュニア），バート・ホワイトヘッド，キャロル・ジョンソン，パム・ランディーとジェーン・ベルゥシュ，シャンティア・マイヤー，ジェームズ・E・ライアン。

初期の校正者たち：ジョーニィー，モイラ，ミーガンとシルビー。

ユージーン・エブナー医学博士，故ジョン・ブラウンファイン医学博士，マルカス・ゴールドマン医師，ドロシー・ヒッキー，ロイス・L.（万引き無名者の会，ミネアポリス），レオ・R.（万引き無名者の会，マンハッタン），エリザベス・コーセル（万引き回復プログラム，サンフランシスコ），B.N.I.の友人たち，クリーンハウス法人とwww.infinitypublishing.com.の人々。

はじめに

　私たちが真実を追い求め，発展させることを私は信じる。
　長年にわたる私自身の考えや何千人もの万引き者たちの考え（直接聞いたり，電子メール，手紙，そして電話で聞いた）の探究から，私は以下の共通認識を見出した。

- 人生は不公平だ。
- この世の中は安全ではないところなのだ。
- 誰もここには私の面倒を見てくれる人はいないのだ。
- 誰も本当に正直ではない。
- 私はこんなに苦しんでいるのだから，何か特別なものを貰える資格がある。
- いい人は最後にゴールする。
- 生きるための十分なお金などこれからもないのだ。
- 娑婆（しゃば）は犬が犬を食うような世界だ。
- いくら頑張ろうとも事態は解決しない。
- 何についても正直に言う価値などない。

　これらの考えは万引きや盗みを後押しする。ほとんどの人々はこのような考え方に無自覚になるか，このようなくさい考え方をするようになっていく傾向がある。すべての行動――自由選択あるいは嗜癖的・強迫的思考に起因するもの――は，私たちの思考，信念，価値観から生じる。強烈な感情がその基礎を支え，私たちは習慣的に行動するか，強迫的に行動する。

私は，父親が万引きをしていたある女性を知っている。「父は私たちに言ったものよ。『そこにあるから盗ったんだ』と」。どんな考えがこの言葉の裏にあると思うだろうか？　彼女の父親は退役軍人だが，英雄的だとはあまり感じず，自分の人生選択についても満足しておらず，無力で，情熱もなく，悔いが多いと思い続けていたのであろうか？

　裕福そうな女性が昨年自分の子どもを亡くして以来，人形を万引きして2回逮捕されていることについて，どう考えるだろうか？

　本書は行動を呼びかけるもので，言い訳をするためのものではない！私たちは羅針盤を失ってしまったのだ。自分自身のことを新しいやり方で見ていく必要がある。私たちは世界を，他のすべての人々を指摘する。あるいは私たち自身の許しがたいところを指摘する。
　「汝盗ることなかれ」は命令以上のものである。個人としても，集団としても，私たち一人ひとり，そしてすべての人に適応される生活の前提の一つである。
　ほとんどの嗜癖において，私たちは，嗜癖的生活スタイルの副産物としての不誠実に重点的に取り組む。ここで核心に迫る：私たちは，未解決の問題と誤った破壊的な信念の直接の表れとして，万引きや窃盗の形をとって現れる不誠実を探究するのだ。

　このような本はこれまでなかった。願わくばすべての人に何かを提示したい：万引き者，その家族や友人，セラピスト，判事，保護観察官，弁護士，警察官，店や事業所のオーナー，官僚，あるいは行動学の学生。私はあなたたちが新しい洞察を得，それをこの世界を変えていく力にしてほしい。

本書の構成

この本は 4 部構成になっている：

第Ⅰ部は自助グループに通う私と 3 人の物語を紹介する。そしてそれらの人たちがどのように万引き嗜癖となっていき，現在ある回復プログラムを通じてどのように人生を変えていったかに光を当てる。

第Ⅱ部は人々が万引きを始めるにあたって共通した理由，重要な事実や統計，そして回復中に見られる挑戦や課題について解説する。

第Ⅲ部は万引きや盗みをやめて，より大きな平穏と全体性の回復に向かうための演習を紹介する。

第Ⅳ部はこれまで紹介しなかった関連する項目について紹介する。

目　次

序文　iv
謝辞　x
はじめに　xii
本書の構成　xiv

第Ⅰ部　それぞれの物語

1. テリーの物語　3
2. マーシーの物語　51
3. リックの物語　65
4. サンドラとその夫，トムの物語　82

第Ⅱ部　考慮すべきこと

5. 人が万引きする理由のトップ10　93
6. クレプトマニアと嗜癖的・強迫的盗み／万引きとの比較　94
7. クレプトマニアか，あるいは万引き嗜癖か？　95
8. DSM-Ⅳにおける万引き嗜癖を含むケースについて　100
9. C.A.S.A.（無名の病的窃盗者たち）からの調査結果について　102
10. 万引きする人の7分類　104
11. 逮捕されるとどうなるか：知っておくべきこと　113
12. 店を避ける方法　119

13. 相談できる人　123
14. 盗んでしまった商品はどうしたらいいか　126
15. 嗜癖が移り変わる危険性　129
16. 不正直な行為というグレーゾーン　134
17. 誠実さはそれ自身が報酬である　144
18. 自分の強みを失うか，あるいは得るか？　147
19. 適度な自己主張を！　149
20. ユーモアの重要性　151
21. 自分自身を許す　155

第Ⅲ部　演習

演習 1. 自己探求のための質問　159
演習 2. 不公正なことについての私のリスト　166
演習 3. 幸運に感謝する私のリスト　170
演習 4. 店を避ける方法のリスト　174
演習 5. 日記をつけること　177
演習 6. 自分でグレーゾーン行動のリストを作ろう　182
演習 7. 無料景品やお得な商品を得る健全な方法　185
演習 8. よく見られる引き金とそれに対する対処法　187
演習 9. よく見られる警告徴候と対処方法　192
演習10. 自分の嗜癖が自分にどのように働き，作用していたのか　195
演習11. 12ステップと万引き嗜癖からの回復　205
演習12. AAの12ステップ　207
演習13. 生活上のハプニング：質問　222

第Ⅳ部　関連する話題

22. ポールの物語　225
23. 従業員による盗み　230
24. C.A.S.A. 紹介が適切か？　保護観察官／カウンセラーのチェック・リスト　232
25. 万引きする人への他の質問　234
26. 介入をどう行うか　236
27. 自助グループを始める　244

おわりに　247
資料，社会資源　249
監訳者あとがき　251
著者について　252
監訳者・訳者について　253

第Ⅰ部
それぞれの物語

1

テリーの物語

　私は1965年6月27日に生まれた。25年後，私は万引き常習者になっていた。ロースクール在学半ばにして，片腕には壁から繋がった手錠をかけられ，刑務所の独房の中にいたのである。もう片方の腕を近くのゴミ箱のほうに伸ばし，捨てられた自分の顔写真を記念にと拾い上げた。そこに写っていたのは，ぼろぼろの，逮捕された，惨めな人間だった。

　私の話は，私が1992年にC.A.S.A.を始めてから出会ってきた数千人の万引き常習者の話と，ある意味似ているようで唯一無二でもある。私の名前はテリー，万引き常習の回復者である。私は弁護士でもあり，依存症を対象とするカウンセラー，文筆家，そして魂を追い求める者でもある。なぜ私が万引きをするようになり依存症にまでなったのか？という釈明は，他人にとってはただの言い訳にしか過ぎない。

　生まれてから6歳くらいまでは至って普通の人生だったような気がするが，記憶がほとんど残っていない。私の父は，地方どころか国中に名が知れるほど，ピアノを弾くことに秀でた神童だった。私が生まれる頃には弁護士となっていたが，ピアノを教え，時々演奏もしていたようだ。私の母は教師で，子育ての間は仕事を休んでいた。弟の

ジョーディが生まれたとき，私は6歳であったが，弟ができたことがとても嬉しかった反面，親の関心が"盗まれた"気がして嫉妬した。弟が生まれたことで，もはや自分は"ただ一人の王様"ではなくなったのだ。さらに両親の結婚生活はうまくいっていなかった。父はアルコール依存症だったのだ。私はとても心配していたし，自分自身を落ち着かせる術を探さねばならなかった。

　友達が家に遊びに来てくれて帰る頃になっても，私は友達を帰したくなくて，玄関に立ちふさがって彼らを引き留めたものだった。一人ぼっちになりたくなかったのだ。私はコントロールする必要があった。友達が私のおもちゃをとりあげたり，逆に私が友達のおもちゃを奪ったりしていたおぼろげな記憶がある。私は，自分の手元から何かが奪われることを恐れていた。

　私には，3歳頃から繰り返される中耳炎があった。そのため，発話器官の発達期にうまく聞こえず，それが発語の障害になり，舌足らずになっていた。当時，「s」と「z」がうまく発音できなかったので，他の子どもたちにからかわれ，話すための特別なクラスに通う羽目にもなった。恥ずかしかった。まるで自分だけ他とは違う，どこか欠陥でもあるような気がしていた。その状況を変えるには，自分はあまりにも無力であった。私は怒っていた：「なぜ自分だけこんな目に遭うのか」と。私の母は，この件に関して時間を割いては私を助けてくれた。幸いにも吃音は改善され，私の人生の足かせになることはなかった。

　私が10歳の頃に両親が離婚した。家族が奪われてしまったような気がした。私は怒っていた。特に，父に対して。しかし，それを表に出すことはできなかった。母も大変な時期を過ごしてきた。私自身，強くなる，大人になる以外に選択肢がなかった。困窮者では安心できない。母も困窮者，弟も困窮者，家族全員が困窮者だった。私自身も困窮者だったのに，それを見せることができなかった。誰かが課したわけではないが，私自身が役目を負ったのだ。私は大人になる必要があっ

た。弟の代理父に，母の代理夫になる必要が。私たち家族は生活保護の恩恵を受けることになり，（米国政府が生活保護者に発行する）食券を受給した。私は，養育費を定期的に支払わない父に対して怒り狂っていた。父から愛されていると思えなかったし，常にお金に関して心配していた。

初めて"万引き"という言葉を聞いたとき

偶然にも，私が初めて"万引き"という言葉を聞いたのがこの頃であった。私の親友の10代の妹が，地元のデパートで万引きをして捕まったのだ。警察が，自宅前で彼女をパトカーから降ろしていたので，人だかりができていた。母が私に，何が起こったのか説明してくれた。私はショックを受けたが，同時に好奇心をそそられてもいた。「わぉっ，勇気あるなぁ～。そんなこと簡単にできっこないぞ」と思ったことを覚えている。数日のうちに，私はこのデパートの中にいた。すでに開いていたキャンディコーナーのガムボール（着色した砂糖でコーティングした丸いチューインガム）の袋が目に入った。私は周りをさっと確認し，大胆にも袋の中の一粒を抜き取った。危険で恐ろしくもあったが，同時にスリルがあった。私はこのことを誰にも言わなかった。後ろめたい気持ちがあった。しかし，種は蒔かれてしまったのだ……。

10代はじめの頃，私物が盗まれるといういくつかのトラウマ的な出来事があった。私はデトロイトの，昔から近所の皆が顔見知りといった地域で育ったが，それは必ずしも安心安全を保障するわけではなかった。私は11歳の誕生日に新しい自転車を買ってもらった。鍵を買うまで待てず，近くの店まで乗って行った。30秒後に店から出てくると，自転車がなくなっていたのだ。ひどく落ち込んだ。私は自分に，自転車を盗んだヤツに，そして人生に対して怒っていた。この一件は，私自

身に多大なる影響を及ぼしたのである。

　その1年後，スケートボードに熱中していた私は，デトロイトで生きる逞しい子どもではあったが，愚かにもまだ他人を信じているところがあった。ある日，私は友人のミッキーと一緒に家の前にいた。そこへ知らない子が自転車に乗ってきて，自転車を直すのにドライバーを借りられないかと訊いてきた。私は自分のスケートボードを芝生の上に置いたまま道具を取りに行き，家の中から戻ってきたところ，ミッキーもその知らない子もおらず，私のスケートボードも消えていた。その子はミッキーに，このスケートボードで自分がどれだけ早くその先の交差点まで行けるか見せたいと言ったという。ミッキーはその言葉につられ，そして私のスケートボードは奪われてしまった。自分でも呆れ果て，ミッキーのみならず，バカな自分に対しても頭にくるしかなかった。

　翌日，母の運転する車の中から自転車をこぐその子を発見した。そこで，その子を車中に呼び入れ，私のスケートボードを奪還するために，その子の家に行った。その子は恥ずかしそうにしながらも，自分の双子の同胞が家に持ち帰ったスケートボードが，多分君のだと思う，といった嘘を巧みにでっちあげていた。そいつは私のスケートボードを持ってきた。私は満足感を覚え，自分の手元から奪われてしまった何かを取り戻した感覚を味わっていた。

　その満足感は，しかし，長くは続かなかった。その年の夏，何人かの友達と家の前にいたところ，複数の人が乗った古い車が家の前に停まって，中から背の高い，16〜17歳くらいの子が降りてきた。私はハッとして緊張した。彼は私のところにやってきて，「よぉっ，俺，スケートボードを買おうかと思ってんだけど，おまえの格好いいじゃん。試させてくれよ」と言ったのである。私は「嫌だよ」と言って，スケートボードを手に家の中に駆け込みたかった。しかし，一方では他人に

親切にしたい，愚かにも他人を信用したい自分がいたのである。私は躊躇いがちにスケートボードを地面に置いた。するとその子はスケートボードにひょいっと乗っかり，数秒後には車のほうへと戻ってスケートボードを手に車に乗ってしまったのである。車はキ〜ッと音を鳴らしながら，スピードを上げて走り去っていった。私は泣き崩れ，家の中に駆け込んだ。私を守ろうともせず，車を追いかけようともしない友達に腹が立った。しかし何より，再び騙された私自身がバカだったのである。

　私はスケートボードを諦め，アメコミ（アメリカン・コミックス）を集め出した。アメコミなら自宅に置いておけるので安全だった。アメコミを読むことよりも，その数が増えていくことで安心感や支配感，そしてプライドが満たされた。だからこそ私のアメコミは増え，価値が上がったのだ。しかし友人のミカエルが，私より充実したアメコミ・コレクションを有していたことに競争心を持っていたことも覚えている。

　ある日，同級生のアンソニーが，多分何冊かアメコミを交換したかったのだろう。私の家にやって来た。少ししてから1階に降りたが，彼がトイレを貸して欲しいと言った。そこにあると言ったのにもかかわらず，彼はなぜか，2階のトイレを使いたがった。私は奇妙に感じたが，彼に2階のトイレを使わせた。アンソニーが帰ると，私はすぐに2階に駆け上がり自分のアメコミ・コレクションを確認し，貴重な1冊がなくなっていることに気付いた。私はすぐさま彼を追いかけ大声でわめいた：「僕のアメコミを盗っただろ！」。アンソニーは否定した！「1分前にはあったんだぜ！」と私は彼を責めたてた。しかし，彼はなおも認めなかった。私は証拠を示すように問いただし，彼が今，手に持っているアメコミを見せてくれるよう頼んだ。アンソニーは持っているアメコミを見せてくれたが，そこに私のアメコミがあったのだ。

私は思わず「これ僕のアメコミじゃないかっ！」と叫んだが，彼は「これは僕のだよ」と言ったのである。

　私は愕然とした。アンソニーを殴って自分のアメコミを取り返したかったが，私にはその度胸がなかった。私は彼にお願いし，最後には懇願してまで返してくれるように頼んでいた。彼は，1ドルで売っても良いと言う。自分のアメコミを取り返すために金を渡さなければいけないなんてと頭にきたが，それはまるで，彼に人質をとられているようなものだった。

　私はとうとうアンソニーに，お金を払うから家に一緒に戻ってくれるよう頼んだ。スケートボードを奪還したときのように母に言えば，母がアメコミを取り返す手助けをしてくれるだろうと思ったのだ。私は母に説明したが，母はこう言ったのである。「テリー，1ドルはあげるからアメコミを取り返し，二度とアンソニーを家の中に入れちゃだめよ。あの子はあなたの友達じゃないわ」と。私はがっかりした。母に，共に戦って欲しかったのだ。頼れるのは自分しかいなかった。結局，私はアンソニーに身代金を渡した。それは耐えがたいほど屈辱的な瞬間だった。私は自分のアメコミをひっつかみ叫んでいた。「二度とうちに来るなよ！」と。

　私は犠牲者であり，無力であった。こうして私は，他者を信じることができなくなった。飲酒をやめられず，養育費も払わない父のことを信じることができず，自分と一緒に戦ってくれない母のことを信じることができず，見知らぬ他人はもちろんのこと，友達まで信じることができなくなったのである。一連の出来事が，私の万引きを誘発したと言えるだろう。私は失った自分自身を取り戻すために罪人にならざるを得なかったのだ。奪われるより，奪う側にいる必要があったのだ。そう，そして私は実行したのである。

私はコミケ（コミックス・マーケット）でアメコミを盗み始めた。仕返しのためにそうする必要があった。座って熟考し，プランを練るようなものではなかった。1冊買ってはさっと1冊くすねる巧妙な早業だったのである。数カ月にわたって何度も繰り返した。罪悪感が混じるスリルと共に帰宅し，ベッドの上にその日の戦利品を並べていた。盗んだアメコミには，購入したアメコミより遥かに特別な意味があった。

　しかし，私は盗みのプロではないので捕まってしまった。出品者の一人が，ちょうど自分が以前友達に訊いたように，私が抱えるアメコミの束を見せるよう声を掛けてきたのだ。彼女は，警備員を呼ぶぞと脅してきた。私の"友達"と違って，私には強硬な態度を取れるほどの図太さがなかった：私は泣いてしまい，彼女に嘆願した。結局，盗んだアメコミの代金を払う羽目になった。どうにかこうにかその場から抜け出しロビーに出て，私は震えながら椅子に座っていた。父が迎えに来たが，話せそうにもなかった。私は動揺していた。私の盗みは一旦中断し，無力感も消えることはなかった。

　私のアメコミへの興味は，近所のソニーがアメコミを交換しに家に立ち寄った頃には，すでに急速に萎んでいた。ソニーは複雑な家庭に育っていた。私は彼を信用していなかったし，これ以上アメコミに傾倒したくなかった。私は彼に，近所に住んでいる友達のキースがアメコミを集めていると伝えた。数日後，キースが電話をしてきて，なんでソニーをうちに寄越したんだと金切り声を上げられた。キースの家に泥棒が入り，彼のアメコミ・コレクションのほとんどが盗まれたというのだ。私はいたたまれない気持ちで「ごめんよ」と言うのが精いっぱいであった。

　翌日，警察が私のところにも事情聴取にやってきた。警察官たちは，私が今回の強盗に関与していないかと，署まで同行するよう求めてきた。私は恐れおののいた。弁護士である父に電話をし，一緒について来てくれるよう頼んだ。私は父に何が起きたか説明したのだが，父は

私のことを信じていないようだった。どうしてかはわからないが，酷く傷ついた。私は信頼されるに足る良い子のはずだったが，コミケでの万引きがあったので後ろめたい気持ちを抱いていた。
　警察官の尋問があった。その後，警察からの連絡はなかったが，犯人が捕まったかどうかはわからない。この一件で，キースは私の友達ではなくなった。私は自分のアメコミをフリー・マーケットやコミケで売り始めた。

　私と父との関係は引き続きピリピリしたものだった。父は，母と離婚したことや自身の飲酒が私に及ぼした影響について，なんら責任を感じたり謝ったりするようなことはなかった。父は気前よく何でも買ってくれたが，それは私から好かれるためであって，一方では私を罰する目的でケチ臭くなるのであった。私は自分の気持ちを直接示すことができなかったが，怒り，失望，そして悲しみはいつでも心の底にあったのだ。父が私と弟を迎えに来ても，私はあえて出掛けようとしなかったり，口数を少なくし，父に話しかけないことでそういった気持ちを表明しているつもりだった。父と一緒にいるのが恥ずかしかった。父はとても太っていたのだ。父はすぐに酔っぱらっては公共の場で羽目を外していた。周囲から好奇の視線が常に注がれているような状態だった。私は父のことを恥じていた。そんな私の気持ちに気付いていなかったわけではないだろうに，父は気にもしていないようだった。私は父のことを愛したかった，許したかった。けれど，できなかったのだ。

　中学生となり，私は学校生活やスポーツに打ち込んでいた。トラブルとも無縁だったし，父と違って他者から信用され，感性豊かで協力的，思いやりある人間になろうとしていた。その反面，弟に八つ当たりをし，弟が言ったとおりにしないと私は激怒した。私は自分が尊敬に値する人間だと思っていた。私は弟のジョーディを殴ったり，怒鳴

り散らしたり，しつこく苛めたりした。だが今は後悔しているし，何度も弟に謝ってきた。今日，私たちの関係はまだましではあるものの，ここに至るまでには多大な労力が必要だった。現在も，弟を批判することや，頼まれてもいないのに助言をしたり，私のようにならないよう期待することには細心の注意を払っている。

　10代の半ば頃には，女子に対する興味が湧いてきた。見た目にもなんの問題もなく，意志の強さと外向性を備えてはいたものの，私は女子の前では内気で臆病だった。振られるのが怖かったし，母に対する忠誠を裏切るような気もしていたのだ。当然，アルコール依存である父の息子であることを強く恥じてもいたし，私には，同性のお手本がいなかったのだ。

　私の父が再婚したのがこの頃だった。父は，看護学生のイラン人女性とデートしていた。私はこの再婚話にやきもきしたが，彼女は良い人そうであった。数カ月後，父から，彼らの間に子どもができたと聞いた。これを聞いて私はとても不安になった。父も継母も，その赤ん坊を育てることができないのではないかと思ったのだ。父は，私と親子として関わることができなかったのだから。いつか，私が代わりにその子を育てないといけないのではないかという恐れもあった。自分の人生が，ややこしいものにされたのである。

　高校では，かろうじて持ち堪えることができていたが，誰もそんなこととは思ってもいなかっただろう。私は相変わらず精神的に不安定だった。可能な限り，学校やスポーツに集中することで自分自身を保っていた。自分の居場所を求めていた。友人はいたし，マリファナやアルコールも試してはみたが，どれもいまいちだった。もし私が好青年で，一生懸命頑張り続け，ルールに従って行動していれば事態は好転し，自分は周囲から広く認知され，女子からも好かれ，幸せになって，人生もスムーズに進んでいくと信じていた。私が何より望んでいたこ

とは，父に認めてもらうことだった。父が飲酒をやめて，生活を軌道に乗せることだった。父に，私のことを気にかけてもらいたかった。けれど，私の望みは，どれも私自身の力ではどうすることもできないことばかりだった。

　私は，母が父のこういう面が嫌いだと言っていたことから，男とはどうあるべきかということについてアイデアを得たが，私にも父の血が流れている。もし父がダメなら，私もダメなのではないか？　もちろん，短所ばかりだとは言わない。父には才能があったし，面白くて賢く，創造性を備えた人物なのだ。好きだけど嫌い，といった父との関係性は，私を混乱させ傷付けるものでしかなかった。

　高校生のときに，私は芸術関係に心惹かれ，卒業後は美大に進学しようかと考えた。母が芸術的な才に秀でていたし，母も賛成してくれた。私はギターやピアノをより弾くようになって，スポーツをする比重が減っていった。高校の最終学年時には，金髪と青い目で人気があった2年生のサリーと恋に落ちた。彼女は音楽専攻でハープとピアノを弾いていたので，父のことを彷彿とさせた。私は映画館でバイトをして，自分で買った大きな78年製ファイアーバードに乗っていた。人生がやっと自分の思うように流れ始めたと思えた。有頂天だったのだ！

そして崩れ始めた

　それから数カ月のうちに，私はまるで疫病に祟られたかのようになった。顔面崩壊するほどの酷いニキビに襲われたのだ。数週間後，サリーから別れを告げられた。私はニキビのせいで振られたのかと思ったが，仲の良かった友人曰く，彼女は私に飽きたそうだ。自分で完璧な紳士としてロマンティックな男だと思っていたのに退屈な人間だと聞かされ，私の自負は傷付いた。彼女に振られたことが決定的な一撃となった。自尊心は砕かれ，私はおかしくなってしまった。

この頃，私の芸術への興味も急速に薄れていった。芸術が自分への救済手段になればと思ったが無理だった。卒業後，何を勉強したら良いのかわからずに不安が増した。美大はもはや魅力的ではなかった。ただ，授業で必要な道具を買いに，家から数キロ離れた画材店にちょくちょく行っていた。その店は，ハーブという名の脳性麻痺を抱えた店主が経営していた。彼は車いすで移動していた。彼の頭は明敏で私は彼のことを敬っていたし，何より品物の価格が良かった。
　私は彼の店のものを盗み始めた。多分，そこにいるだけで妙なつながりを感じていたのだと思う。彼がまるで，私自身がいかに醜いかをまざまざと見せつけてくれているような気がしたのだ。私がいかに無力であるか実感させられるような。それに恐らく，逃げおおせるので彼の店で盗みを働いたのだろう：彼は障害のせいで追いかけてこられないだろうから。私自身が幾度も他人から利用されてきたように，私も彼を利用したのだ。私自身の力を取り戻したかったのかもしれない。

　万引きをすると，気分が高まった。それはまるで自己表現の一種のようで，理解できない問題が解決するようなものであった。盗みは，喪失に伴う失望の表明であり，バランスを元に戻すためのちょっとしたコツでもあり，私にとって物事を正しくおさめるための方法だったのだ。

　盗んでも，結局は罪悪感に苛まれた。車いすの男から盗みを働いているのだから。そんなことをするのは私らしくない。私の中の誰かがしでかしているのだ。罪悪感があるならやめられたはずだと言われるかもしれない。だが，私はもう処理できないほどの感情を抱えており，万引きが私の感情を解放していたのだ。しかし，事態は一層悪くなる一方だった。
　私は映画館でチケット切りをするバイトをクビになった。マネージャーのリーマン氏は，「おまえ，元気なさすぎ」と言ったが，その通

りだった。私は鬱々としていた。しばらくして，私は急にわけのわからない背中の痛みとコリに襲われ，毎朝ベッドから這い出すように起きては熱いシャワーを浴びなければいけないような状態になった。

　私はなんとか高校生活最後の１年をやり過ごした。あまりにもゆううつで，学校をさぼった際に，母は私を心理カウンセラーであるウィケット博士のところに連れていった。私は行き渋ったのだが，博士は私の個人史を詳しく知ろうとした；だが私は過去のことは話したくなかったし，あらゆることが現在進行形であった。私は彼に万引きについて話さなかった。3回そこに通ったが，ミシガン大学に合格したことを知ったので，それ以上通うのはやめた。心がいくらか晴れやかになるのにつれて，私は万引きをしなくなり，失恋も乗り越え，ニキビも少しの跡を残しつつも綺麗になっていった。自分を取り巻く状況が好転し，不公平ではなく，安心して，幸せになれることを望んでいた。私は，大学の授業料に関して援助しようとしない父に対して腹を立てていた。もし授業料を援助したら，私がそれを当然のことと思って学業に身を入れないかもしれないと言うのだ。父自身は大学の授業料を自分で払っていた，と私に話した。結局のところ私はうんざりした，大変な侮辱だった！　母も，ちょうど自分のビジネスに参入し始めたところで，経済的な余裕はなかった。母はデトロイトから田舎に引っ越そうとしていたので，私は実家から出なければいけなかった。仕方なく，学生ローンを組むことになった。

　大学に通い始めてカルチャーショックを受けた。私は都会の高校から進学してきたというのに，大学はさらに大きかったのである。何人もの学生が，私より裕福な家庭で生まれ育っていた。彼らは私より良い服を着て，お金も持っていた。すでにいくつかの仲間集団もあった。私はもはや，人気者のグループには入れなかった。表立っては見せないものの，内心では劣等感，無力感，対抗心があった。大学は違うと

思っていた。私はしばらくの間，万引きをしていなかったのに，再び欲しいものが得られないという状況に陥った。すべてに悪戦苦闘した。大学の勉強はさらに大変で，準備不足もあって私の成績は，高校のときほど良くはなかった。彼女もいなかった。私は，寮のいわゆる"アウトサイダー"と称されるような，皮肉屋で人に敵意を抱かせるような奴らと連れ立つようになり，彼らの性格が私にも影響を及ぼすようになっていった。

　高校からの友人であるデイビッドも仲間の一人だったが，彼は女性によくモテた。彼はアフリカ系アメリカ人だったが，今風の格好をして，どこに行くにもいつも小脇に秘密のスケッチブックを抱えていた。私が人生は誰にとっても公平であるべきだと言うと，その都度彼は，私が世間知らずだとあざ笑っていた。デイビッドは現実主義者だった。私は未だくそ真面目な人間であったが，内心は怒りにまみれていた。

　2年次の終わりに向けて，私はいくつかの寮の世話役のバイトに応募した。自分が他学生に対して良きリーダー兼カウンセラーとして機能できると思ったし，世話役になれば室料と食費がタダになるので，1年で数千ドルの節約になるのだ。私は，卒業後どうやって学生ローンの返還をしていったら良いのか不安があったので，節約に努めていた。なのに私は世話役になれなかった，デイビッドはなれた。私はまた傷付いた。自分のほうがよほど適性があると思えたし，世話役の仕事に興味関心があり，一方のデイビッドは金のためだけに応募したというのに。私は正直に言って，彼がアフリカ系アメリカ人だから選ばれたのだと思った。私は人種の多様性を認めつつも，結果として自分が差別されたと感じていた。我慢の限界が近付いていた。

　私は大学生活の残る2年のために，大学生協のシェアハウスへと移動した。そこには友人のジョッシュが住んでいたので，ルームシェアできないかと思ったのだが，彼は別の学生を選んでしまった。それも

また傷付くことだった。生活費のために学生ローンの貸付金を利用したくなかったので，私は学生会館内にある書店と小さな売店でバイトすることにした。バイトを始めてすぐに，何人かの従業員が盗みを働いていることに気が付いた。店側に気付かれずに品物を入手する機会があることに気が付いたのだ。最初は従業員割引のカードを使って書籍や食べ物を買っていたが，私は一線を越えてしまった。私はここでも書籍を盗み，食べ物もくすね始めた。少しずつ少しずつ，盗みがエスカレートしていった。盗むことで快感を得るようになっていった。私自身を手助けしているような，まるで，世の中がそうしてくれないから自分自身の世話をしているかのような気持ちだった。盗む権利があるかのように感じていたのだ。私は完璧にはなれないし，少なくとも，そうなろうとすることに疲れていた。

　ある日，売店で働いている女性をデートに誘った。名前はシェリーといった。彼女はソロリティ（女子学生限定の集まり）に入っていたので，付き合うには覚悟が必要だった。何度かデートをして良い感じになっていたのに，彼女は突然もう私とデートしないと言ってきた。拒絶されたように感じ，怒り，悲しくもあった。その後も彼女と一緒に働き続けるのは辛かった。3年前に別れたサリーのことを思い出した。

　シェリーと別れた後，私は売店で働いていたが，あるとても忙しいランチタイムのことだった。お客がまだ値札が貼られていなかった棚のサンドイッチをくれと私に言ってきたので，私はサンドイッチを渡しながら，3ドルをレジで払ってほしいと言った。しかし彼女は3ドルを私のほうに投げつけ，走り去ってしまった。私は後からレジに持っていくつもりで，その3ドルを自分のエプロンの中に収めた。しかしサンドイッチ作りに戻ってから，「3ドル貰っちゃってもいいよな。大した額じゃないし，誰も困りゃしない。俺が貰うに値するんだ。できた従業員なんだから」といった考えが頭をもたげた。その日，小さな炎

が着火されたのである。

　それからというもの――一つ一つ小さなことがカチッと音を立てるように，自分の気持ちが良くなるように，自分により多くを与えるために，都合のよい解釈をするようになった。そこにはもちろん欲の片鱗があったものの，それだけではない。自分の怒りや心の傷付きを和らげるためでもあったのだ。それは私の意図を超えて雪だるま式に膨れ上がっていった。
　私はさらに多くの食べ物を盗み出し，レジ係のときにはレジからお金を抜きとる方法も見出した。さらなる一線を越えてしまったのだ。自分自身に対してショックを受けていた。しかし，それは，まるで水門が開いたかのように簡単で，私は自分を正当化していた――「彼らは十分に儲けているのさ。従業員の給与が見合っていないくらいさ。これまで散々な目に遭ってきたんだから，何か貰ったっていいはずだろ」と。まるで伝染病のように，私には止めようがなかった。

　私は自分の人生においてすべてがうまくいっているかのように振る舞っていた。問題を隠し，周囲は私のことを，健全な人間だと思っていただろう。私はそんなふうに演じることができるようになり，さらにその先へと進み始めていた。盗みを働いても芝居を打てば，周りは誰も私を疑わないだろう。
　何かを取り戻すために盗んでいたが，お金や食べ物や，他の何にせよ盗んだものは，結局のところ私が本当に手に入れたい"愛，感謝，生きる本当の目的"といったものの，ささやかな代用品でしかなかった。私は望んでもそれらを手にすることができなかった。他者にそれらを与えよと要求することもできなかった。だから，私は自分のために手に入れられるものを手中に収めてきたのだ。

それからも私はさらに多くのお金，より多くの食べ物，より多くの書籍を盗んでいた。さらに大胆になっていた。私は"気持ちよく"なるために，より多く盗まなければいけなくなった。

　結果として，私は再び万引き犯に戻った。最初，店内の瓶に入っている微塵切りされたウォールナッツをつまむところから始めた。私はそれを，駆け寄ってくるリスに与えていた。食べ物を隠し保存する方法を知っているリスに親近感を抱いていた。他にも，いろいろな品物——一番多かったのはカセットテープだ——を盗むことは，毎日の習慣となっていった。

最初の逮捕

　私が最初に逮捕されたのは1986年のことだった。21歳のときである。セキュリティシステムのことなどまともにわかっていなかったのだ。私は以前にもその店でいくつかのカセットテープを盗んでいたが，そのときは何も起きなかった。しかし今回は，電子ゲートが「ビーッ」と警告音を発し，私は自分が捕まったことを知り，その場に立ち尽くした。女性店員が私のほうへ駆けてきた。急いで自分が盗んだカセットテープを取り出そうとしたが，床に落ち，その店員に見られてしまった。彼女は私を店の奥のほうに連れていき，近くの部屋から警察を呼ぼうとした。彼女は若い従業員を呼び，私から目を離すなと言った。その若い従業員が，「心配しなくていい，前にもあったから」と私に言ったことを覚えている。その一言で少しほっとしたが，この先どうなるのかわからなかった。私は恐れおののき自分のことを恥じていた。

　警察官が到着し，事情聴取が始まった。個人情報について書きとった後に，公判日が告げられた。私はどうすれば良いのかわからなかった。弁護士が必要だろうか？　私はこのことを誰にも言わなかった。家族にも，友人にも。結局，裁判所に出向いて，初犯としてこの先6

カ月間何もなければ，犯罪記録には残さないという罪状となった。弁護士は不要だった。私は罪を認め，罰金を支払い，地域の奉仕活動に従事した。保護観察官からは，カウンセラーに会うよう勧められたが，私にその気はなかったし，必要性も感じなかった。単に辛い時期を通過しようとしているくらいにしか思えなかったのだ。

　私は1年次にボランティアをしていた大学附属の子ども病院で社会奉仕活動を行った。私はそこでありとあらゆる悲しいことを見た——生まれついての肢体不自由児や外傷体験や病気を抱えた子どもたちがいた。彼らの何人かは病院で死んでいく。私は週に2回病院に顔を出し，彼らと一緒に遊んだりお話をしていれば良かった。この体験から何かを学んだだろうと思われるかもしれないが，私にとっては，やはり人生は不公平だという思いに火がついたに過ぎなかった。病院に行って誰かの手助けをしている間は気分は良かったが，病院をあとにすると，決まって酷い悲しみや怒りの感情に襲われた。そして自分が生きてきた中で得たものに感謝することすらできず，精神的に打ちのめされた。

　半年間の保護観察期間中，私は盗みを働かなかったし，仕事中の盗みは減らした。私にとって，万引きと従業員の盗みは違うのだ。万引きのほうが重罪である。実際に私は逮捕されたわけだが，職場で捕まってもクビになるぐらいで，万引きだと，逮捕されてしまうから最悪だ。

　私は期末試験中に一切働かなかったので，書店から解雇され，売店もクビになった。いずれにせよ彼らが私の盗みのことを言わんとしているようにも感じられたので，辞める頃合いだと思えた。しかし私はうろたえていた。バイト先で食べ物にお金に書籍と，なんでも手に入れることができたのに，その機会がなくなってしまったのだ。私は近くの寮内にあるカフェでバイトを始めたが，欲しいものやお金に触れることができず，盗めるような機会は多くなかった。しかしそのうち私は，盗みをやめ，心を入れ替える良い機会だと感じ始めた。

私はまるでゲートから飛び出そうとしている競争馬のようであった

　保護観察期間を終えたとき，私はまたもや万引きをし始めた。欲求を抑えることができなかった。さらにセキュリティシステムに注意を向けるようになり，電子タグを外す方法も見出し，捕まらないよう一層の努力を重ねた。恐れは少しの間なら私を抑制しておけたが，万引きなんて大したことないと思っていた。

　人生が私に重くのしかかっていた。私は大学を卒業しようとしていたが，何を糧に生きていくのか見えていなかった。学業に退屈し，恋愛関係にも恵まれなかった。私の日常は，盗みや万引き，いかに捕まらないで実行に移すかと，それについて考えることに費やされていた。英文学を専攻し，教師になれたらと考えた。しかし気持ちが定まっておらず，偽善者ぶっていると感じていた。私は他者のお手本になんてなれないし，何を教えることができようか。

　それから卒業間際になって彼女ができた。彼女の名前はジュニパーといった。とても思いやりがあり，大人びていた。彼女のために費やせるお金などほとんどなかった。私は彼女に贈り物をするために何度か万引きをし，自分のためにも盗みを働くことでいくらかお金を浮かせては，デート資金へと回していた。彼女の善良さに感心していたが，私の秘めた不誠実さが，二人の間に壁を作っていた。私は自分にこう言い続けていた。「もう盗みなんてやめろよ。こんなんじゃ彼女と良い関係は作れないぞ」と。しかし，もう一人の私のほうが勝っていた。

　ある意味，万引きは私に満足感を与えてくれた。なぜなら，私が最も恐れていたのは，良い人過ぎるわね，もしくは，退屈な人ね，といった理由で他者から拒絶されることだったから。私の中では，たとえあからさまに悪い奴ではないにせよ，盗みが私を"不良"へと変身させてくれ

た。それはまるで，私の人格に取り込まれていくかのようであった。奥深さを与えてくれるものでもあった。私は善と悪の間を自由に行き来しているようなものだった。しかし，それが，どれだけ私自身を悪に染めてしまうのか予測していなかった。

　人は概して，悪人か善人かのどちらか，表面的で浅薄な気がする。私はこんなふうに他者を侮蔑していた。自分に秘密があることを誇りとしていた。自分に力があるように思わせてくれた。人生がうまくいかないとき，盗みは私の解決手段だったのだ。毎日が不公平なのだから。

　ジュニパーとの関係性は，私に新たな喜びをもたらし，自ずと万引きの回数は減った。万引きは悪いことで，私自身に悪影響を及ぼしているのだと，はっきり気付かせてくれた瞬間があった。私は罪悪感，恥ずかしさ，ゆううつ，不安感にさいなまれていた。しばらく万引きをやめ，人生において感謝できることに焦点を当てようとした。しかし，そんな思いも長くは続かなかった。いつも何かが私を盗みに引き戻してしまうのだ。

　ジュニパーと出会ってから2カ月後に私は大学を卒業し，何人かの友人と一緒に6週間かけてヨーロッパ旅行に出掛けた。1週間が過ぎ，私は友人と別行動をとることにした。ヨーロッパでもちょっとした食べ物とかを2～3回盗んだ。だが全体的に見ると，万引きをしたいという気にあまりならなかった。健康的で，生きていると感じ，冒険的で充実感があったのだ。私はヨーロッパで，見知らぬ人に親切にして貰ったり，列車，海岸，公園で眠ったり，サバイバーや冒険者のようにギリギリの人生を送っているかのような感覚に魅入っていた。子どもの頃，たかりやせびりは好きではなかったから，どうしてこのような感情が芽生えたのかはわからない。しかし，そうすることで私たちは家族のようにまとまって見えた。必要に迫られたときは，こうしてなんとかやっていけるとわかったことは良かった。

帰国すると，自分の人生が自由に溢れているかのように思えた幻想は消え去った。持ち金もなく，母のもとに戻るしかなかった。有名大学卒業の学位を得たのに，途方に暮れていた。この先，どうすれば良いのかもわからなかった。まだジュニパーと付き合っていたが，彼女の私への気持ちが薄れつつあることを感じ取っていた。負け犬のような気持ちだった。私はレストランのサラダ作りの仕事に就いた。時々ギリシャサラダを作ってはラップをかけて，こっそり自宅に持ち帰っていた。生活の収支を合わせることがほとんどできていなかった。私は自分の人生から目を背けるために，何かを取り返すために，感情をほとばしらせ，ハイになるために，痛みを忘れるために万引き犯に戻ってしまった。

次にもう少し給料の良いウエイターの仕事に転職した。私の自尊心は少しだけ高まったものの，自分の能力に見合っているとは思わなかった。ウエイターの仕事をすることで，ここでもちょっとした食べ物やお金をくすねることができるとわかった。再びどんどんコントロールが効かなくなって，どうやって自分を抑えたら良いのかわからなかった。すべてがマンネリ化していった。

1年近くのマンネリ生活の後，父がロースクール（法曹養成機関）に進学するよう勧めてきた。父は自力で飲酒をやめ，自分の人生を取り戻しつつあった。私と父との距離が近付き始めた。しかし，私はロースクールに進学するつもりはなく，弁護士にもなりたくなかった。そんな重圧はまっぴらだった。私はひそかに，父が本当に好きなことをするのではなく，弁護士として働きながら飲んでいることを責め続けていた。父は音楽で生きていくこともできたのに，母が言うには，父の両親が，家族のためには弁護士になるほうがより安定していると考えたのだという。私も，何が自分自身を幸せにするのか見出さねばならなかった。

しかし，この時点で，私にはロースクールに進学するより他に選択

肢がないように思えていた。父との繋がりが深まる気もしたからだろう。さらなる学生ローンを組んでゆううつだった。1988年の後半，私はデトロイト・ロースクールに進学した。そして下町の小さなアパートに引っ越した。汚い小さな住まいではあったが，やっと母のもとから出ていく準備ができたのだ。

　再び心機一転し，人生を切り拓いていけるという希望が私にはあった。万引きは，人生がうまくいかないときの反動だと思っていた；奇妙なことに，事態がうまく進んでいかないときの便利な口実にもなっていた。私は，物事がうまくいかない理由の一端は万引きにあると信じていた。それはカルマか罰の一部のようなものだと。物事がうまくいかないと，私はそれを万引きのせいにした。万引きは私の身代わりだった。そしてもし，万引きしているときに事態が望むように進んでくれれば，思いがけずラッキーだと気が楽になったのだ。それは人生をコントロールしたいという私の試みであった。しかし，コントロールしているという感覚は単なる幻想でしかなかった。

　ロースクール入学後は，万引きをしないでおこうと自分に言い聞かせた。法律を学ぶと同時に法を破ることは偽善だと理解していた。講義はきつかったが面白くもあった。知っている人はいなかったが，クラスには馴染んでいた。私はぼろぼろのジーンズを着た男として認知されていた。学生の多くは裕福な家庭の出だったし，服装も小綺麗であった。私は，個性的であることに誇りを持っていた。私はフレンドリーで，周りの皆も私のことを知りたがった。私を取り巻く状況はいい感じだったのである。

そして人生が一変した

それはハロウィーンの夜で，私は父の家にいた。その少し前に，8歳になる異母兄弟のサミーと一緒に家々にお菓子を貰いに行ってきたところだった。その晩は夢のようだった。それまでになく父との距離が近く感じられたし，父も，健康的で幸せそうに見えたのだ。だが，その晩遅く，皆が寝静まっているときに脳卒中が父を襲った。私の継母であるレジーが，父を病院に連れて行った。私はまるで怯えた少年のように混乱し無力であった。

翌朝，病院を訪れ，父の状態が深刻であることを知った。父の意識は戻っておらず，病院側は，助かるかどうかわからないと言う。私を取り巻く世界が根底から覆されたようであった。医師らは，父を助けるために手術することも可能だが，たとえ手術をしたところで，脳に深刻なダメージが残るかもしれないと言った。どうしてよいのかわからないという恐怖感があったことを鮮明に覚えている。弟のジョーディも病院に到着し，レジーと共に私を見つめ，私は決断をしなければいけなかった。父を救うためなら何だってする思いで，私は大人にならなければいけなかった。私は最善を尽くさないことで後悔したくなかった。

手術が行われ，父は助かった。術後数日して父が昏睡状態から目を覚ました。私はベッドサイドで，絶えず父の看病をしていた。ある意味，状況を管理し，父の世話をやいて，父が横たわっているのを見ているのは，私に安息をもたらした。私は1日おきに病院を訪れた。父には多くの後遺症が残ってしまった。

私はアパートを出て，レジーとサミーを慰めるためにも病院近くの父の家に引っ越してきた。身の回りの世話をする役目として以前と同様の感情はあったものの，私は自分自身の人生を生きるために自由になりたかった。叫びたかった！　私には助ける義務があったが，それに対して憤慨もしていた。神に対し怒り，人生に対して怒っていた。

何もかもが一旦はうまくいくように見えて，ドカーンと砕け散ってしまうのだ。私は崩れる寸前だった。

　父の脳卒中からほどなくして，私はまた万引きをするようになってしまった。父は5カ月も入院していた。車いすの生活となった。私たちは皆，忍耐強く，前向きであろうとしていた。父がいつかまた歩けると信じていた。まだ49歳なのだ。私は，友人と行ったとあるパーティの席で，感情を抑えきれずに泣き出してしまったことを覚えている。友人が力強く何度も元気づけてくれた：「フェアじゃないよな」と言いながら。

　ロースクールに通うことすらうまくいかなくなってきた。集中力も自分なりのペースも崩れてしまった。私は中退することも考えたが，かといって次にどこに行けるというのか？　何ができるというのか？
　私は，少数の友人にだけは父の病について話していた。自分が精神的に弱いということは耐えがたく，同情されないよう警戒していたにもかかわらず，私はひそかにそれを望んでいたのかもしれない。他の学生たちは，私と違ってどうしてこうも簡単に欲しいものを手中にし，容易に人生を歩んでいくのだろう。
　ジュニパーとの付き合いは続いていたが，もはや2人の関係性はこじれていた。秘密を抱えていることが，ひどく重荷になっていた。ロースクールの2年目に入る前に，私は彼女に万引きについて告白しようと決意した。それで彼女が私のもとを去るとは思えなかったし，むしろ，秘密を白日にさらすことで，万引きをやめることができるんじゃないかと単純に考えたのだ。「大事な話があるんだ。この数年，ずっと問題を抱えていて。万引きがやめられないんだ」と私は言った。ジュニパーは，さしてショックを受けたり驚いたりしたふうもなく，ほっとしたように私のことを見つめて言った。「何かあるんだろうな，とは

思ってたわよ。いくつかの贈り物とか，毎週日曜の新聞とか」。私は毎週日曜の早朝に，散歩がてら店先から朝刊をかっぱらっては彼女の家に届けていたので，彼女のルームメイトは，まるで週末ごとのサンタクロースのようだと私のことを評していたのだ。

　ジュニパーは，自分にも秘密があると言った。彼女もまた，自身の問題に向き合っていたのだ。私たちの違いは，彼女はカウンセリングを受けていたことだった。彼女は私に，助けを求めるように言った。彼女に伝えたことは最初のステップとなったが，私は万引きをやめることを恐れてもいた。万引きは私にとって，鎧であり剣であり，人生の痛みから自分を守る防御でもあった。私には，自分の武器を手放す準備ができていなかった。降伏する準備ができていなかったのだ。

　ロースクールの2年目は，1989年の終わり頃始まった。私は支払いの足しにするのと，自分を忙しくさせるためにも，ロースクールの図書館でバイトを始めた。労せずとも，そこでも事務用品や小銭などをくすねることができる機会があった。再び始まってしまった。アル中患者が酒を欲しているのと同じように，私にとっては必然の成り行きだったのだ。

　この頃，店主に捕まることが度々あった。毎回，警察を呼ばずに，彼らは私を見逃してくれた。私はその都度，一時的には感謝し自分にこう言い聞かせた。「今度こそやめなきゃ」と。しかし，私の決意は，本物では全然なかった。もはやそれは，選択するようなことではなくなっていた。すぐに，私は毎日のように万引きをするようになってしまっていた。まるで何かにとりつかれたように。私は，何かが止めてくれるまで続けることを強制されているかのように感じていた。

どん底

　1990年の3月になる頃には，父が再び歩くことがないのは明らかで

あった。私は，自分が弁護士になりたいのかどうかわからなかった。弁護士になれるのかどうかもわからなかった。私がカウンセリングを受けようとしないので，ジュニパーとの関係性も相変わらずピリピリしたものだった。結局共通の友人の一人と浮気をして，自ら彼女との関係を終わらせてしまった。私たちは別れた。父も，母と結婚していたときに不倫をしていた。私も同じことをしてしまったことがショックだった。私の人生はもはや粉々に崩れ落ちるかのようであった。私は助けを必要としていた。

　父と母に，私はカウンセリングを受ける必要があることを告げた。鬱っぽいと言ったのだ。ここ数年間，万引きをしてきたことを吐露した。彼らはショックを受けていたが，私を支えてくれた。母は，私の身に何かが起きていると感じていたようだ。薬物に手を染めているのかと思っていたそうだ。父は，自身の病態もあって何も気付いていなかった。両親は，私が基本的には良い人間だと知っていたし，万引きの背景にあるのは，何かもっと精神的な問題だろうと考えていた。私は心理学者のエブナー博士に会い始めた。そこには一縷の望みがあったのだ。

　しかし，1週間後，母が一時出かけて家を留守にした。私は新しいカウンセラーであるエブナー博士に一度会っていたが，まだまだ不安定だった。落ち込んでいたし，一人ぼっちだった。私はジュニパーとよりを戻そうと考えた。絶望し，眠れず落ち着かない日々を過ごしていた。理性的に考えられる状態ではなかった……。

　もう我慢できない！　私が何をしたっていうんだ！　人生くそくらえだ！　痛み……痛みしかない！　何一つ公平ではない。彼女を傷付けるつもりはなかった。台無しにするつもりじゃなかった。自分の人生が，こんなふうになってしまったことが信じられなかった。じっと座っているなんてできなかった。ここにはいられなかった。何かしな

きゃいけない。何を？……彼女に謝らなきゃ。今晩彼女を夕食に誘えたら，許してくれるだろうか。スーパーマーケットに行って何か手に入れなきゃ……前に盗んだこともあるシャンパンがいいかも。ロマンチックじゃないか。それで彼女を愛していると示すことができるだろう。ダメだ，じっと座っていられない。まるで拷問じゃないか！　やるんだ！　トレンチコートを，長いのを着て。土曜の朝はひどく混んでいるから，誰も気付きやしないさ。いくつかの缶をリサイクルに持って行くのを隠れ蓑にして店に行き，盗って，家に帰るだけさ……。

　よし，ここまで来た。冷静に振る舞うんだ。盗み方はわかっている。歩くんだ……ドアを通って……オーケー，店内に入ったぞ。周りを見渡しても……何も変わったことはない。自然に振る舞うんだ。リサイクル窓口で引き換えレシートを受け取る。愛想良く笑って……オーケー，引き換えレシートを受け取った。長々と見て回ってちゃだめだ。シャンパンコーナーに行って，歩く……ゆっくり！　よしっ，着いたぞ。誰も見てないな……どれにしようか？　どれが高級なんだろう，前に盗ったのは？　くそっ安物しかないじゃないか！　だがここまで来たんだ……これでいいだろう……待て！　周りを見るんだ。自然に振る舞って……オーケー，大丈夫。瓶をとって，コートの中に入れろ……。まだ探しているかのように振る舞うんだ……，オーケー，……退散するぞ。

　レジに並んでリサイクル缶と瓶のお金をもらうんだ……50 セント……煙草も 1 箱くすねるか。よし，ポケットに入れたぞ……本当に今日は暑いな。コートの中の瓶をちゃんと持て──すべり落ちそうだぞ！　落とすな，落ち着いて……ちっ，コートが膨らんでるじゃないか！　落ち着くんだ！　オーケー，引き換えレシートをレジ係に渡して……オーケー，小銭を受け取って礼を言うんだ。「ありがとう」。さてと，

あれっ買い物袋係はどこに行きやがった？　よしっ，落ち着け。ただこの場から立ち去れば良い……。あれっ，ドアのところにいるあの2人の男は誰だ？　ちきしょう，ばれた！　落ち着け……。

「ちょっと君，われわれと一緒に来ていただけますか」

誰か私を撃ってくれ……もう死にたい……。

　2人の男は，私を手荒く出入り口付近の小さな部屋へと連れて行った。私は震え涙ぐんでいた。彼らは，また店に来るのではないかと待ち構えていたという。以前から私のことを疑っていたのだ。私は泣きながら，カウンセラーに会っていることを伝えたが，彼らは言った：「知ったこっちゃない，黙れ！」と。彼らはシャンパンボトルを渡すように言い，私は瓶を返した。ポケットからは，盗んだ煙草も転がり落ちた。彼らは，私に金を持っていないのかと訊いた。私は「そうです，20ドルくらいしか」と答えた。彼らは軽蔑の眼差しで見ながら，こう言った。「万引きして良い理由なんてないんだよ！」と。

　警察官が来て，店から連れ出された私は，うつむき，震えながら，誰にも見られないよう願っていた。パトカーに乗ったことなんて一度もなかった。そしてコートのポケットの中に，少しだけだがマリファナが入っていることを思い出し，おびえ始めた。実際にはほとんど吸ったことはなかったが，数々の万引きを見逃してもらったことへのむくいのようだった。私は指紋をとられ，写真も撮られた。屈辱的だった。だがそこには，まるで誰かがやっと私を戒めてくれるかのように，これでようやく解放されたような感覚があった。私はまるで，指図を受けながら誘導される子どものようだった。

　それは母の誕生日の数日前のことだった。母が帰宅したときに逮捕されたことを伝えるのは本当に忍びなかったが，言わなければいけな

いのはわかっていた。「母さん，言わなきゃいけないことがあるんだけど……」。それはまるで，母のみぞおちに一撃を食らわすかのようだった。母は腹部に力を入れたまま前のめりになって，よろめきながら洗面所へと駆け込み，息苦しそうに咳き込んでいた。母を傷付けたことをひどく恥じた。なんて誕生日プレゼントを贈ったんだろう。

　私はエブナー博士のカウンセリングを受け続けながら，不安な気持ちで警察から連絡がくるのを待っていた。1カ月前に，刑事から私が正式に起訴されたという連絡があったのだ。弁護士を雇ってからの3カ月間，私の人生はまるで刑務所のようだった。気が狂いそうだった。私は，今回逮捕されたことが，ロースクール卒業とその後の法律家としての生活にどう影響を及ぼすかということが気になっていた。

　結局，私は司法取引をすることになった。収監されない代わりに，半年間の執行猶予と罰金の支払い，そして奉仕活動である。心底ほっとした。私は今回の万引き行為を，4年前のように軽々しく考えないよう重く受け止めることにした。

　そしてやっと，セラピーにおいても，万引きをするに至った背景にある問題について話せるようになってきた：父への怒りや，児童期に受けた年齢不相応の責任，加えて現在の何に対しても「嫌だ」と言っている罪悪感などを。私は徐々に，自分の行動に対する洞察を深めていった。万引きの回数は減っていったが，完全に止まることはなかった。ついには，エブナー博士から，私は依存症だと告げられた。

やっと気が付いた

　万引き依存だって？　そう言われて，私は初めて依存について考えた。私は万引きが依存症になりうるとは思っていなかったし，そんなことは聞いたこともなかった。しかし依存と聞けばすべてに説明がつく！　一方では万引きをやめたい自分がいて，一方ではやめたくない

自分がいるのだ。私の中の一部は，万引きなしで生きることを恐れていた。万引きは，私が人生に立ち向かうのになくてはならない方法なのである。それまで思ってきた以上に自分が父に似ていることに気付いたのは，私にとって嬉しくもあり，不安にさせることでもあった。

　2週間に一度のセラピーでは，私の痛みは消えてなくなりはしなかった。それは深みを増した。私は抵抗と焦燥の壁にぶち当たった。最初の頃は，エブナー博士が，どのように私が万引きを始め，なぜやめることもできないのかについて，私が理解できるように導くとともに，私を治すことができるだろうと思っていた。しかし，それだけでは済まなかった。私は，自分がなぜ万引きをし始め，どうして今も続けているのかについて理解し始めたが，それはまだ戦いの半ばにも満たなかったのだ。万引きをやめることは全く別の課題であった。過去から解放されることはなかった。私は私自身ではなく，自分をとりまく世界に変わって欲しかったのだ。父に元に戻って欲しかった。人生の重荷から解放されたかった。変わるために，人生がうまくいってくれることを願っていた。万引きを続けるしか方法がなかった。精神的な支えがなければ，私の人生はあまりにも辛すぎた。

　エブナー博士と私は，万引き常習から回復するための自助グループを探したが，一つとして見つからなかった。私はさらに孤独を感じ，一人ぼっちで絶望的になった。他のあらゆる依存症：アルコール，違法薬物，ギャンブル，セックス，摂食，共依存にはサポート・グループがあるのに。ここでもやはり公平じゃないんだ。

　結局，私は数カ月間リチウム［訳注：炭酸リチウム。気分の浮き沈みを抑える働きがある，躁病・躁うつ病の治療薬］を服薬したが，自分の行動も情動も，特に何が変わるということもなかった。私の父は躁うつ病だったので，リチウムを処方されていたが，いつも服薬しないままだった。こんなところにも父子間の共通点を見出してしまった。飲酒の代わりに，私は万引きという自己崩壊的な行動に従事していたのだ。私

にも気分の波があった。このような父との共通点に気付くことはショッキングであったが，父との繋がりや，父のことを許せるような気持ちにさせるようで，喜ばしいことでもあった。私は常に父のことをアル中だと認識していたし，私のほうが父より善い行いをしてきた良い人間だと思っていた。「父のような自己破壊的行動など絶対するものか」。私は私が何者になろうとしているのか，まざまざと自分自身を見つめる必要があった。

　父と違って，私は自分の負の連鎖を壊すと決めた。父も飲酒をやめることができたが，それは私が万引きをやめることになったのと同じようなタイミングだったのだろう。父はカウンセリングに通わなかったし，A.A.（Alcoholics Anonymous；アルコール症無名者の会）にも行かなかった。私は常に，父はその場しのぎの行動しかとっていないように感じていた。私自身は本当に変わりたかったし，助けが必要なこともわかっていた。

　セラピーを受けながらの半年間，私は行き詰まっており，世界が変わってくれることを願っていた。まだ隔週ごとに万引きをしており，エブナー博士にも正直に話していた。そのうち保険が切れて，セラピーを受け続けるための資金が必要になって私は神経質になっていた。なので，さらに頻繁に万引きをするようになってしまった。私はセラピーを受け続けるために，万引きするのが唯一の方法だと言い聞かせていた。まるで『Catch-22』［訳注：どうあがいても解決策が見つからないジレンマの意。ジョーゼフ・ヘラー（Joseph Heller）の小説『Catch-22』に由来］のようだった。私はこれも正直にエブナー博士に話したが，彼は私の抵抗と解釈に苛立った様子であった。エブナー博士はセラピーを続けようとしなかった。彼は私にこう言った：「これでは逆効果です。あなたは，万引きをやめるために他の方法を見出さなければ。あなた

次第ですよ。私はもうあなたを手助けすることができません」と。そう，彼の言うとおりだ。

　私は，あまり店に行かないようにして，自ずとしばらくの間は万引きせずに済んでいた。ロースクール卒業の時期も迫っており，私は学業と司法試験に向けて専念せねばならなかった。加えて地元のブルースとレゲエのバンドにも加わっていて，キーボードを担当していた。卒業後，私はデトロイト市内の評判の良い弁護士事務所で，助手としての最初の職を得た。そして隣に住んでいたビル・グッドマンが，いまやこの事務所の役員の一人になっていることを知っていた。私は実家にしばらく居候することにした。司法試験を受け，出来栄えは良いように思えた。しかし，結果が出るまでしばし待たねばならなかった。

転　機

　この頃，新聞に S.O.S.（Secular Organization for Sobriety；しらふを目指す世俗者の会）という，A.A. や N.A.（Narcotics Anonymous；薬物依存症無名者の会）の代替である，地元の自助グループに関する記事を偶然目にすることがあった。その団体は，基本的なアルコール依存や薬物依存者のためのものであるが，共依存にも言及されていた。心を打ち明けるには 3 回参加する必要があったが，私は団体のメンバーに万引き依存について告白した。私は，自分だけ違う存在，単なる盗人だと見なされるのではないかと恐れた。なかには当惑した顔も見られたが，概ねグループの人たちに受け入れられたと感じられた。私は自助グループの庇護下に置かれた。探し求めてきたことに，やっと出会えたのだ。

　執行猶予中，私は短期間のうちに 2 名のセラピストに会った。一人はブラウンファイン博士で，私が万引きしたものすべてを捨てるように求めた。それには同意しかねた。彼は，私の母にも同様に提案し，

母も母で，それならば私が実家に盗んだものを置いたままにしないようにできると考えた。母の最終通告：「盗んだものはすべて排除せよ」。私は，もし盗んできたものを捨ててしまえば，その分を取り戻すためにまた盗みを働いてしまうような気がすると母に伝えた。必死になってすがりついていた。盗んできたものは私の痛み，奮闘，そしていくらか万引き犯としての成功の象徴であったのだ。盗んできたものに，簡単に"さよなら"できなかった。しかし母は，「そんなものを家の中に置いといて欲しくないわ」と言う。私は考えた：「どれを盗んで，どれが違うなんてわかるわけないだろう」と。母もそう考えたに違いないが，私のことを信じるしかないし，少なくともすべての書籍やカセットテープは捨てるように言われた。私は身を切る思いで万引きしたカセットテープと，自分で買った書籍の中から捨てるものを選び取った。数百にものぼるカセットテープと何冊かの書籍を集めた。しかも私はそれらを売ろうとしたが，母は"盗んだもの"で利益を得ることはして欲しくないようだった。最終的に，母はチャリティーに寄付することで納得してくれた。母が，私自身で寄付することすら信用してくれないことが腹立しかった。しかし，誰が母を責めることができよう？　私は失ったものによって心にぽっかり穴があいたような気がしたが，働くこと，バンド活動，セラピー，そしてS.O.S.の活動に集中しようと努めた。

　1〜2週間後，私はよもや致命的となりうる自動車事故を起こしてしまった。ある晩，家路を急いでいて，家まであと少しという交差点で，曲がろうとする車に激突してしまったのだ。私の車は全壊した。救急車で運ばれて病院で一晩を過ごしたが，幸いにも私は怪我ひとつしていなかった。病院のベッドに横たわっているとき，失った車のことや，自分の運転技術のなさに気分が滅入ったが，生きていることは感謝すべきことだと考えていたことを覚えている。私は，命とはなん

て脆(もろ)いものだと実感するようになった。私は，生かされたことでもう一度再生するチャンスを貰ったような気がした。私は謙虚な気持ちになった。今回のことを無駄にするわけにはいかない。

　私は自動車事故で違反切符を切られ，元より補償の範囲も狭かったうえに自損事故だったので，私の自動車保険会社は何ひとつ支払ってくれなかった。数カ月間，通勤にはバスを使わざるをえなくなった。万引きをしなくなったのは自分でも驚きだった。回復が根付いてきたようだった。加えて母が新しい車を買ったので，私は母のお古をもらうことができた。司法試験の結果を待っている間，私は出勤し，帰宅し，テレビを観たりして，店には近づかないようにしていた。S.O.S. にも，週に二度のペースで通っていた。

　そしてとうとう司法試験の結果が届いた。私は祈りの言葉を呟いてから，届いた封筒を開けた。私はかろうじて合格していた！　私は大喜びで知っている人に電話をしまくり，私の人生には，心配してくれる多くの人がいることに一時的であれ気付かされた。しかし私の高揚感は，数日後には水を差されることになってしまった。弁護士資格を得る前に，ミシガン州弁護士協会の担当窓口に呼び出されることになったのだ。彼らは，私の弁護士資格を承認する前に，私の犯罪歴について調査する必要があった。私は一気に意気消失した。

　私は誰かに話す必要があった。私は，弁護士候補者が資格を得たり，弁護士が資格を失わないように助けてくれる専門の弁護士に電話をした。彼は私の状況に悲観的であった。「あなたはロースクール在学中も含め，万引きで最近も逮捕されている。それにマリファナ所持も加わる。これら2つの事実はあなたにとって不利だ。法曹界は元よりこの2点について注目している。不正行為に薬物依存，あなたにはこの両方が当てはまるのだ」と。私は電話を切った。私のこれまでの努力は無駄だったのか？

私は勇気を奮い起こして，上司のビルを信用し秘密を打ち明けることにした。私はこわごわと彼のオフィスに足を踏み入れた。彼も，何かおかしいと感じていたようだ。私は彼に，司法試験には合格したものの正念場にあると伝えた。「弁護士協会の該当窓口に行かなきゃいけないのです」と私は言った。そして腰を下ろしてすすり泣き始めた。彼は場違いな陽気さで「一体何なんだ。酒か女か？」と訊いてきた。私は，「どちらでもありません。万引きで逮捕されていたのです」と答えた。彼は，即座に助けることを約束してくれた。私はこれまでの経緯を話した。彼は私に，まだ万引きをしているのかと訊いた。私はセラピーを受けていたことや，自助団体に通っていて，ここ数カ月間は万引きしていないことを伝えた。彼にはほんの短い時間だったかもしれないが，私には永遠にも思える長さだった。そして彼は，力になるよと言ってくれたのだ。私はほっとして，全身の力が抜けた。

　ビルは私と一緒に委員との3つの会議に出席してくれた。エブナー博士とブラウンファイン博士からの手紙を通して説得力のある論拠を示し，私には薬物依存はないこと，万引きは不誠実な嘘からくるものではなく，ストレスと情緒的な問題からきたものだと納得させる必要があった。私は彼らに，自分の問題を解決するために努力してきたことや，必要なら再びセラピーを受けることも厭わないことを伝えた。私の弁護士資格は，かろうじて承認されることとなった。

　数カ月後，私は非常に誇らしい想いで，1992年1月に法曹界のメンバーとして宣誓就任をした。それは本当に贈り物のようであり，奇跡でもあり，私はこれを最大限に活用したいと思った。私の父と母も，セレモニーに出席してくれた。母は，これが私や母にとって厳しい試練であったことを知っているので泣いており，父は，車いすの上から静かに見守ってくれていた。

　私はビルの法律事務所の助手として働き続けていた。ストレスを溜

めないよう気をつけながら。私は，自分がまだまだ成長できるように感じていたが，悲しきかな元の平凡な日常である，仕事に行って，帰宅してTVを観て，といった繰り返しに戻ってしまった。S.O.S.の集まりにも通い続けていた。

　4月になり，私は友人から週末に"The Forum"という研修に参加しないかと誘われた。それは，私が15歳の高校生のときに受講した自己発見のための心身統一訓練から派生したものだった。私は，「また同じようなことをするのか」と思ったのだが，友人の熱心さについ引き込まれてしまった。生活はマンネリ化していたし，何か活性化させる必要があった。その研修では，自分が過去の何に縛られているのかがむき出しにされ，私自身の人生や信条についても再考させられた。しかし高校生当時の私は，その内容を真に理解するにはまだ若すぎたと思う。そして"The Forum"の無料の導入コースに参加することにした。経験だけではわからない何かがあることはわかっていた。私は参加の申し込みを済ませた。

　その導入コースは，自分が殻から抜け出すのを助けてくれた。私は人脈を広げ始めたが，それは同時にまだ自分のことを憐れみ，自分のことを犠牲者で，人生は不公平なのだと考えていることを知らしめてくれた。昔からずっと同じことを言い続けているのだ。それは私の人生を見つめるに必要な時間を与えてくれた。もういくつかのセミナーにも参加し，エネルギーを貰い，希望が湧いてきた。私はこの頃には万引きをしていなかったが，安心はできなかった。自分の人生を，次の段階に推し進めようとしていた。

　7月・8月と，私は研修のメイン・トピックである"自己表現とリーダーシップ"の第4，最終セミナーへと進んだ。自分はどこにいて，人生のリーダーになれるのか，自分の情熱とは何か，何が得意なのか，何が私を突き動かすのかといったことについて理解した。参加者はそれぞれに，自分が住む地域で，自分が最も関心のある，情熱を傾ける

ことのできそうな，もしくは社会貢献的なプロジェクトを立ち上げるように言われた。私は脳みそをフル回転させ自分自身に問うた：「自分が地域に対してできることってなんだろう，自分に情熱なんてあるのか？」と。そしてふっと閃いたのである：「今は万引きをやめるための回復に一生懸命になっている」。私自身が必要だと思ったし，他者も恩恵にあずかることができる，万引き依存からの回復のための自助グループを立ち上げる良い機会じゃないのか，と。

そうしてC.A.S.A.（Cleptomaniacs And Shoplifters Anonymous；無名の病的窃盗者たち）が誕生した。

私は下準備をして，1992年の9月に自助グループの活動が始まった。S.O.S.に参加するために通っている教会の一室を確保した。万引き嗜癖から回復したい人たちのために教会の一室をお借りすることは，教会側も神経質にならざるをえないのではと思ったが，S.O.S.の尊敬すべきメンバーが私のことを保証してくれた。驚いたことに，彼らも非常に協力的であった。

C.A.S.A.のチラシを持って裁判所にもPRしてきたものの，私は新米弁護士だったので，チラシに自分の名前や電話番号は載せなかった。万引きの当事者というスタンスでC.A.S.A.に関与したくなかった。C.A.S.A.の宣伝のために，最初の集まりの晩に新聞記者を招待したが，その日は誰も現れなかった。新聞記者は私にインタビューをしたが，実際に活動が始まるまで記事は書けないようであった。私は情報を流して，人々がC.A.S.A.について知ることができるよう頼んでみたがダメだった。

私は諦めかけた

　14週連続で水曜の晩には誰も来なかった。私は諦めかけていた。法廷関係者の何人かに電話をし，なぜ自助グループを紹介してくれないのかと訊いてみた。そのうちの一人が総じて言うには，「あぁ確かに団体のことについては聞いたけど，いたずらかと思ったさ，万引き犯のためのグループだって？　どこにも代表者の氏名や電話番号が載ってないじゃないか」と。私は頭をがつんと殴られたような気がして，さらに素性を晒すリスクを冒すか，諦めるかの瀬戸際だと気付いた。

　その裁判所書記官は私に，裁判所で万引きに関した講演をしてくれた地域のセラピストの連絡先を教えてくれた。そのセラピストはスティーブ・キャンベルといった。私は彼に電話をして会いに行った。彼は40代後半で背が高く均整の取れた体つきをしていて，頭は総白髪で灰色がかった口ひげをぼうぼうに生やした人物だった。私はすぐに彼に親しみを覚え，彼は私が自助グループを始めようとした一連の話に感銘を受けていた。私自身も，まだまだ自分の感情に向き合わなければいけないことに気付いた。彼は私に，その後の私の人生にも大きく関わってくるメンズグループを紹介してくれた。私は，父親，回復，悲嘆，人生そのものに関した問題に取り組んでいる一人の男性に会うことになった。私は実家を出て，街のお洒落な一角にある家で，3人の仲間と共に住むことになった。ジュニパーも，州外から町に戻ってきたところだった。

　クリスマスの翌日，私はデトロイト自由新聞にC.A.S.A.についての広告を載せる手はずを整えた。ホリデー・シーズン（年末年始のショッピング）の時期に絡んで万引きも増えるし，この時期に捕まる万引き犯が1年で最も多いのだ。人々が徐々にC.A.S.A.に集まり始めた。間もなく，私たちは5～6名のメイン・グループを作ることができた。ついに，私と同じ問題を抱える人たちと出会ったのだ。それは，私が

他者を手助けすることで気分が良くなるという人生で初めての瞬間だった。私自身が，必要としていた助けを今得ようとしていたのだ。

　1993年の3月に，父が会合に顔を出してくれた。父の助手をしている人が，12歳になった異母弟のサミーと一緒に，車いすの父を連れてきてくれたのだ。弟が一緒なのはどうかと思ったが，父はそういった常識的な感覚が乏しいのだ。そのときは5～6名の参加者がいて，父の手前，誇らしさと恥ずかしさがミックスしたような気持ちだった。父は，支援というより好奇心でもって訪ねてきたのだろうが，ともかく来てくれたのだ。

恐れていたことが起きてしまった

　4月になって，父は友人と共に，脳卒中の代替医療を求めヨーロッパに旅立って行った。私には良いアイデアだと思えなかったし，よくて大博打のようだとも考えていた。父は私にも一緒に来るよう頼んできたが，それはできなかった。ここ数年ほどは，自衛本能なのか父からは距離を置いていた。父の近くにいることは私にとって辛すぎた。「ノー」と言えないことと，父を見放すことには痛みが伴った。父は，再び歩けるようになることを諦めて，再び飲酒に溺れ始め，お金も気前よく使っては私が心配すると言い争いになってしまうのだ。父が不在となって数日が過ぎ，もう父は戻ってこないような気がしていた。

　月曜の夜に母を訪ねた。私の心は平穏で，元の自分の部屋で一晩眠っても良いかと母に訊いた。翌朝，洗面所で髭を剃っているときに電話が鳴ったのが聞こえた。そして異様な静けさが続いた。髭剃りの途中で，洗面所のドアが開いた。母が，目に涙を溜めながら立っていた。父が死んだのだ。私は溜息をついて，頭を左右に振った。とうとう来るべきときが来てしまったのだ。母は私を慰めようとしたが，私は立っているのがやっとの状態だった。元恋人のジュニパーに電話をし，父

が亡くなったことを告げた。数分もしないうちに涙が出そうになった。それから私は服を着て，新しく知り合った裁判官の友人と会って，街中で昼食を共にすることになった。この1年で，来るべきときに備えるかのように何層ものサポート体制を築けていたことは幸いだった。それらは私に必要なものだったのだ。

もう父のことを心配する必要がなく，父が苦しみから解放されたことに救われる思いであった。しかし，私は父の生き方や死にざまに対して怒りを抱いていた。自分の感情について，私はセラピー，メンズグループ，喪の哀しみを癒しあうグループの中で向き合った。決して父のように人生を終わらすことはしないと私は心に誓った。そう言わなければいけないことは辛かったが，嘘は付けない。私は父に，脳卒中からの奇跡的な回復の現状を受け入れ，健全な人生を送って欲しかったが，父はそうしなかった。いや，できなかったのだ。

父の死は，私の日常に大きな喪失感を残した。私はさらなる自己啓発のワークやセラピーに通うことで，その空虚感を埋めようとした。平均週4日は，そういったセミナーや支援グループの集まりに顔を出していた。他者との繋がりを保つためにも，万引きやもっと悪い状況を避けるためにも必要なことだった。自分がいかに父や家族と共依存の関係にあったのかを私は理解するようになった。常に，誰かを救おうとしていた。そして今，自分自身を救おうとしているのだ。

父の死から3カ月後くらいして，私は10代の子どもを3人もつ，極めて困窮した状態にあるシングルマザーと付き合っていた。私はある意味，父に対してできなかったからこそ，彼女たちを救うために自分の空虚感を埋めようとしていた。くっついたり離れたり，といった波のある彼女との激しい関係性は，4年以上も断続的に続いた。まるで新たな依存に陥ったようでもあったが，この関係性から多くを学んだ。

1994年になって，私はセラピーを中断した。私は安定していたし，C.A.S.A.やメンズグループを通じて多くの支援を得ていたからだ。メンズグループの場でセラピストに会うことはあったし，彼は私のよき友人にもなった。彼に会うのをやめて1週間後，彼は心臓発作で亡くなってしまった。彼はまだ52歳で，父が亡くなったときよりわずかに1歳若かったくらいである。私はショック状態になってしまった。スポンサー（指導者／助言者）がいなくなってしまったのだ。それはまるで，自分にも来たるときが来たように感じさせるものであった。諺にもあるように：「少年は父親が亡くなってはじめて大人になる」。私はまるで，父が2人死んだような気持ちだった。

　私はセラピストとしてのスティーブの歩みを追随したかった。C.A.S.A.に固執し，会が発展するよう尽力した。特に他者で変わりたいと思ってはいるものの，ガイダンスやサポートが必要な人たちを助けることを私は強く望んでいるということに気が付いた。1995年から1997年にかけて，私は社会福祉の修士号を取得するために大学院に進学した。それは人生で初めて，自分が何をしたいのかわかったうえでの決断だった。私はセラピストになることに専念した。

　この頃，私は12年前に万引きを始めたハーブの美術洋品店を訪れた。私はメンズグループの週末の懇親会から戻ったところだったが，そこで，万引きをしていた頃に始まった腰の痛みとコリは，ハーブの店に関係がありそうだという考えが頭をもたげたのだ。訪ねてみると，ハーブは店をたたもうとしているようだった。私はハーブと話ができるか訊いてみた。車いすの彼は若干歳をとって弱々しくなったようだが，それでもまだ活力があってしっかりしているように見えた。私は彼に，何年も前，高校生のときに，この店で買い物をしていたが，何点か万引きをしたことを今謝りたいことと，今はもう万引きをしてお

らず，万引きから回復するための自助グループを立ち上げたことを伝えた。あなたのことを尊敬しているし，私の父も同様に車いす生活だったが，最近亡くなったことを彼に話した。そして，盗んだものの代金を払いたい旨を伝えた。

　私が話している間，彼の身体は硬直し，彼は大きく息を吸った。私は彼を怒らせたと思った。だが，彼は顔を歪めたかと思うと，ゆっくりと背もたれによりかかり，穏やかに言った：「いいんだよ。君が助けを得て，それから他者をも助けていると知れて良かった」と。彼の声は，それまで聞いたこともないくらいはっきりとしていた。私はひどく安堵した。再度いくらか支払いたいと伝えたが，彼は受け取らなかった。私は彼に，ハグをしても良いかと尋ねた。彼は喜んで受け入れてくれた。私は数歩歩み寄って身をかがめた。まるで，父をハグしているような感じだった。「本当にすみませんでした。あなたを尊敬しています」。

　私は心に平穏なときが訪れたような気がしていた。店を出る前に，洒落たマジックマーカーを数本購入した。心の重荷が軽くなったような気がしていた。背中の痛みもコリも少しばかり楽になったようだった。今回のことは，私にとって重要な品行の改めだったのだ。私は直接リスクを負う必要があったのだ。

　1997年になり，私はミシガン大学から社会福祉の修士号を授与された。友人の一人が広告に，総合的なケアをするクリニックの薬物依存カウンセラーの募集が載っているのを見て教えてくれた。彼らは，私自身が回復した当事者かどうか知りたがり，私は初回の面接で正直に，自分の万引きからの回復について話した。幸いにも彼らは私を採用してくれた。自分に運が向いてきたように感じていた。私は仕事に情熱を燃やし，それはとても遣り甲斐のあるものだった。6カ月が過ぎ，私の若いクライエントのうちの一人が，ヘロインの過剰摂取で亡

くなった。ひどく落胆した。私は，自分が経験不足で無知なために，彼が示していたかもしれない危険なサインを見過ごしたのだと自分を責めた。この職に就いた者が必ず経験する想いについて知った。私は立ち直り，さらに学び続けた。

1年後，クリニックの拡張に伴い，私は施設長に抜擢された。昇進の機会を受けとるべきかどうか決めかねた。なぜ変わる必要があるのか？　私自身は自分の仕事を楽しんでいたし，これ以上の重圧は避けたかった。まるで古い諺「大黒柱になれ」のようだ。正しい選択をしたのかはわからないが，やらずに後悔したくはなかった。私は自分が，これまでとはまた違った方法で，どのように責任を持って仕事をしていけるのか見定めたかったのだ。

それは最初から過酷な仕事だった。クライエントや，マネージメント，同僚とのやりとりに大変な想いをしなければならなかった。始動は厳しいものだった。しかし私は諦めなかった。自分でオフィスの改装を手掛け，クライエントのファイルを見直し，3年間の認証評価を更新するために必要な会計検査を通して，拡張事業を軌道に乗せた。結果，仕事は成功し，私はヒーローにでもなったような気分だった。

しかし1年後，私は自分の人生にフラストレーションを感じるようになっていた。各種請求書にやっと支払いを済ませるような仕事内容が問題なのではなかった。周囲からの情緒的なサポートがなかったからだ。私はスタッフや経営陣から感謝されることが滅多にないように感じていた。恐らく，私も周囲に対して感謝していなかったからだろう。孤独な世界にいるようだった。ロマンティックな関係性でいえば，心の底から愛せる女性に出逢えることをずっと切望し続けていたが，なんら報われないことにも怒りを感じていた。努力して今の地位を得たのだし，個人的に成長し続けるためのワークにも参加し，万引きもやめ，C.A.S.A.とキャリアを通して社会に貢献してきたじゃないか。

「運命の人はどこにいるんだよ！？」。私は天に向かって怒りで震える拳をつきあげる想いであった。対処法としての万引きがない今，私は痛みと怒りを感じずにはいられなかった。どこかで発散させなければいけなかったのだ。私の自分自身への憐れみが，周りの人たちを遠ざけていたのだから。

痛みと怒りを手放してから1カ月もしないうちに，私は妻となる女性と巡り合った。

ティナとの関係が深まるにつれ，仕事上のストレスも増えていった。私は常に完璧主義で：すべてを冷静に，安定しすべてが一体化した状態にしておくことを好んだ。仕事を得れば女性には恵まれず，恋人ができれば仕事が嫌になってきた。何かがおかしかった。壁にぶち当たったような気持ちだった。周りからすれば，私はすべてを手にしたように見えていただろう。リカバリー（依存症専門）クリニックの施設長の職を得て——それは崇高な使命だ——しかし一方では，世のため人のために働いていることに飽き飽きしていた。ちっとも楽しくなかったのだ。そしてこれは一目瞭然に私の人間関係への痛手となった。私は，それまで経験したこともなかったような，精神的な豊かさに繋がるように自分をさらけ出すことのできる女性に出逢うことができたのに，私自身の魂は死んでいたのだ。

私は使命を見失ってしまった。

なんらかの安定を求めて，私は2000年の終わりに最初の家を購入した。ティナと私は新居に移り婚約した。そして，私は2001年1月に施設長の職を辞した。再度自分が何をしたいのか見つめるための充電期間が必要だった。私はこの本を書き終えたくてたまらなかったし，

カウンセラーとしても個人開業したかった。この頃，デトロイトには相当数の万引き犯がいたが，逃走時に警備員に撃たれたりして，数多くが命を失っていた。このとき，万引きが死に至ることもあると初めて知った。

私はデトロイト自由新聞に投稿し，このような悲劇に光が照らされるべきだということと，依存と回復について自分の見解を述べた。そしてラジオ局のインタビューに応え，必要に迫られている人たちからも電話を受けた。私は地元の3つのカウンセリング・クリニックで散発的に働きながら，出版社を探し始めた。

そしてすべてが中断に至った。私の資金は底を尽き，本は出版できず，インタビューを求める電話も鳴りやんで，クリニックの仕事も変わりばえせず退屈なものだった。退職したのは大きな間違いだったのだろうか？　私は何もかも失っていく窮地に立たされているような気がしていた。新居も，婚約者も，キャリアも，健全さも。どん底につきおとされようとしていた。驚くべきことに，私の悪戦苦闘の日々は過ぎ去ってはいなかったのだ。それは始まったばかりだった。

幸いにも，私の回復基盤は強固なままだった。謙虚さと威厳をもって私はカウンセリングを再度受け始め，家族や友人にも支援を求めた。毎週のC.A.S.A.通いも，"自分に正直であること"が計り知れないほど有益であることを証明してくれた。グループの創設者であり事実上のリーダーとして，与えることに慣れきっていた私が，サポートを必要としたのはプライドが傷付くことでもあった。しかし結果的には良かったのだ。このストレス過剰な時期に，万引きをせず何も盗まなかったなんて奇跡的なことだった。ましてや一度も万引きしようとは思わなかったのだ。

私は，日常生活を形作るためにも，元の職場でパートのカウンセラー

として働きはじめた。自立に失敗し，"古巣に出戻り"なんて恥ずかしかった。あとから振り返って思うには，仕事の重圧が抱えきれないほど膨らみ過ぎていたから，私は退職するしかなかったのだ。彼らは私に過剰な押しつけをすることはなかった。古い諺にある「男であれ」は自然な経過を辿っていた。私は転換期にいたのだ。人生における新章の幕開けは，わくわくもするが怖くもある。

この2年間はゆっくりと規則正しく，身の回りの状況は好転していった。私は家を買い，婚約した時点で自分の人生に満足しかかっていた。問題やストレスなく施設長として楽に人生を歩み続けたかった。長い休息を得るために，人生における償いは済ませ，自己の成長に必要なワークに取り組み，そして新居に越して愛しい人にも出逢った。しかし人生には常に新たなチャレンジが立ちふさがり，それらに向き合うには成長するしかなかった。万引きを超えた人生がそこにあり，真に生きる道が始まった。私は妻を愛しており，自分自身の人生をも愛している。

万引きからの回復はずっと続き，過去11年にわたって日々糸を紡ぎ続けるようなものだった。C.A.S.A. が2002年の終わりに，設立10周年を迎えたとき，私は苛立っていた。誰もグループに新たな方向づけをせず，ウイノナ・ライダーの万引き事件が1年間注目を浴びる中で，どの出版社も私が出版したいと願ってきたこの本にまともに向き合おうとはしなかったからだ。しかし，全国ネットで5つのTV局に出演してインタビューを受けることはできたし，5つのラジオ局，いくつかの記事に引用してもらうことはできた。ありがとうウイノナ！　この次は"マジック・ジョンソン"がHIVに感染していることをカミングアウトしたように，カメラの前で自分の罪を告白すべきだ。そうすることで，人々はあなた（ウイノナ・ライダー）をさらに尊敬し，あなたは何百万人もの人たちが恐縮し，恥じ入らなくてもいいと思える

よう手助けすることになる。万引き嗜癖に苦しむ人の存在が，これほど脚光を浴びることに驚かされる。私自身も勇気づけられたが，偽りのない興味関心と共に私が思うのは，私自身のストーリーを共有することで，人々に変化を起こすことができるということだ。この本と共に，より多くが届けば良いと願っている。

考察

　私は，幼児期に愛着の問題があった。弟が生まれたとき，私は嫉妬した。父に注目してほしかったが，父の飲酒癖のためそれはかなわなかった。母の注目はいろいろなものに向けられていた。私は，安心感，確かさ，安全感を求めた。良い子でいること，波風を立てないこと，そして他人を助けることでこれらを得ることができるのを私は発見した。しかし，そうしても心の深い部分では私を満足させることはできなかった。私は，内心悲しく，怒ったままだったのだ。多くの子どもたちは，幼児期には注目を集めるために振る舞ってみせる。でも私は内に入り込んだ。自分の感情に蓋をしたのだ。私は時限爆弾のようだった。爆発するのは時間の問題だった。万引きと盗みは私の小爆発となり，この必死な試みによる行動化は，私の失われた子ども時代，失われた父，失われた家族，失われた自由の返還要求だった。要約するとそうなる。単純に考えよう。私のこれらの発見は，すぐさま自分で万引きをやめたことに直ちに置き換えられない。しかし，それは回復の戸口まで私を連れて行ってくれた。そして毎日私自身についてもっと教え続けてくれるのだ。

回復へのステップ

・自分の親，そして／もしくは他人から助けを求めること

- カウンセリングを1年近く続けること
- 薬物療法を試したこと
- 店に行くのを避けたこと
- 上司に秘密を打ち明け，助けを求めたこと
- しばらく仕事に注意を集中したこと
- S.O.S. ミーティングに参加したこと
- 自己啓発セミナーを受けたこと
- C.A.S.A. を始めたこと
- カウンセリングを再び2年間受けたこと
- メンズグループで活発になれたこと
- 喪の悲しみを癒しあうグループに参加したこと
- 私のやりたいことを追求するため大学に戻ったこと
- 共依存に折り合いをつけたこと
- 他のグループ，そして太極拳や黙想などを通じてスピリチュアルな道を歩み続けたこと
- C.A.S.A. への参加を続けてきたこと
- マンションを買ったり，仕事を辞めたり，本書を完成させたりといったリスクを負うことも進んでできるようになったこと

再発の危険なサイン

- 性急さ
- 自信過剰
- 失望
- まだ人生は不公平だと感じること（これまでの台本に固執する）
- 劇的な喪失体験
- 金銭的心配

私の物語で，どの部分があなたにぴったり当てはまるだろうか？

　万引き，あるいは盗みとに関してあなたの人生では，私の物語にはなかったどんな新しい考え方があるだろうか？

　万引きをやめて，癒し，成長するのを助けるかもしれないが，まだ得られていないどんな道をあなたは探ろうとしているだろうか？

　私たちは皆，それぞれの物語を持っている。人生の物語だ。これから語られる物語に想いを馳せてほしい。私たちはどのように同じだろうか？ちがうだろうか？

2

マーシーの物語

　マーシーは40歳，魅力的でエネルギッシュ，雄弁な女性だ。結婚して10年になり，息子と娘が一人ずついる。法律事務所の事務長をしていた。彼女の結婚生活は数年にわたり行き詰まっていて，離婚することも考えていた。

❖❖❖❖❖❖❖❖❖

　最初に私（マーシー）が言いたいのは，私はフロリダに女友達と一緒に行くのにわくわくしているということだ。夫も，子どもも連れず私だけで！　そして私は少しも罪悪感を抱いていない！　私にはその資格があるのだ。私は窃盗癖から回復し，強くなった。私がC.A.S.A.に参加するようになってもう2年になるが，こんなに万引きをしなかったことはこれまでに一度もなかった。一度もだ。

　私の記憶にある初めての万引きは，小学生か中学生の頃だった。それは店に行き，マニキュア液のような商品の値札を付け替えることから始まった。私は，「これは悪いことじゃない。だって私は代金を払っているもの。ただ，代金の額が違うだけ」と思っていた。私は友達と一緒にいて，そうやって持ち逃げしたものを見ると，興奮してゾクゾクした。心

の底では悪いことだとわかっていたが，——それを万引きだとは決して思っていなかった。ただ何か悪いことをしている，そう思っていた。

　私の両親が離婚したのはちょうどその頃だった。母は再婚し，私は新しい父の養子になった。私は反抗的で，本当の父に会いたがった。私の万引きは助けを求める叫びだったのか，ただ捕まりたかっただけなのか，わからない。今はそのどちらかだと思えるが，そのときはそれさえもわからなかった。

　その後しばらくは万引きをしなかった。値札を付け替えることさえも，数年間しなかった。私は結婚し息子が生まれた。息子はとても病弱で，結婚生活はだんだんうまくいかなくなっていった——私は多くのストレスを感じていた。これが6, 7年前の出来事だ。一方この頃，私の万引きは絶好調だった。今ではあれは助けを求める叫びだったと思う。「私はたくさんのものを万引きしたけど，私にはその資格があるの。だって私は働いて働いて働いて，でも何も得るものはなかったもの」と思っていた。私には愛されている感覚がなく，感謝されたり，必要とされたりしている感覚もなかった。私の自己評価は低かった。金銭面での不安感はなかったが，もっと大きな不安があった：私の息子に何が起きるのか？　これから何が私に起こるのか？

　典型的な私の万引きは，食料品店で行われた。対象はトイレ用品で，それは完璧に計画されていた。私は買うものと万引きするものをリストにした。私は万引きするときはいつも何か他のものを買ったが，そのほとんどは罪悪感から逃れるためだった。そうしていつも万引きすることを想像するようになり，それを繰り返すようになっていった。夫は食料品店に行っても，私の欲しいものや必要なものを買ってくれなかった。万引きしたものは溜まっていった。夫は「これらは必要なものではない」という態度をとったが，そうなると私は拒否されたと感じてしまう。私にはいつも，それらを買うだけの金銭的余裕はあったのだ。それを持って逃げ切れるか，そしてそれが私のものになったという感覚が

より重要な問題だった。私は自分の人生のほとんどにおいて，報われていないと感じていた。

　万引きをすると気分がよかった。最高にハイになって，最高の恍惚感が得られた。あれほどの感覚は他になく，それは言葉では言い表せないほどだった。しかし，その後にはひどい気分の落ち込みに襲われた。それが罪悪感だったのかどうかわからないが，とにかく気分が悪かった。私はそれが悪いことだとわかっていた。罪の意識があったかどうかはわからないが，悪いことをしたということはわかっていた。しかし，私はC.A.S.A.のミーティングに参加するようになるまで，自分自身について，そんなことをしているとは誰にも打ち明けなかった。初めて逮捕されたときまで，窃盗癖が私にとってこんなにも大きな問題になっていることがわかっていなかった。しかし検挙後も私の万引きは止まらず，私はまた逮捕された。私は，恐ろしくなった。「おお，神よ，万引きのせいで私と子どもたちとの生活が壊れてしまう！　なんとかしなければ！　もうコントロールできないわ」と。

　私が万引きをするとき，自分で盗んだことを覚えていたのは，盗んで溜めこんだ品物の半分にも満たなかった。ときには間違ったサイズの商品を盗むこともあった。盗ることは強迫的となった。盗みはほとんどすべて，事前に計画されていた。

　初めて万引きが発覚したとき，私は告訴されなかった。発覚したことで私は驚愕したが，その恐怖は私に万引きをやめさせるほどの効果はなかった。店側が望んだのは品物の代金を得ることだったから，父がお金を出した。私は万引きが発覚したことを父以外には言わず，父は，それは悪いことだとさえ言わなかった。あのとき父が私にもっと厳しくしてくれていたら，私が万引きをやめるための助けになったかもしれない。

　これは変な話だ。なぜなら私が子どもの頃，両親はいつも私の望んだものを買ってくれたし，その品物に万引きで得たものは一つもなかった

のだから。しかし，そこにはわずかな不誠実さがあった。母はそれらを「罪のない嘘」と呼び，「お父さんにはこのことを言わなくていいのよ」と話した。今に至るまで，私は父には内緒にしておくことが嘘だと思ったことはないが。

　最近になるまで，私はいつも自分は力不足だという感覚に悩まされてきた。私はダメな母親で，ダメな妻だった。私は自分にひどくつらくあたり，いつも自分を責めていた。おわかりでしょう，私がどうすればよかったのか。今になって，すべてが私のせいではなかったということがわかってきた。

　4年前，私は初めて──公式には──逮捕された。デパートで洋服を万引きしたときのことだった。当時，結婚生活がうまくいっていなかった。夫はたとえ私が必要だと感じても私に好きなように物を買わせてくれなかった。私は一生懸命働いたし，お金もよく稼いだ。でも私はそのお金を自由にできなかった。私にそのお金が渡されることもなかった。私は彼に聞くべきだった。「私も少しお金を持っていい？　私これ買ってもいい？　何個買っていい？　私はいつ買っていいの？」と。私は怒った子どものような気持ちになった，こんなふうに；「見せてあげるわ，私はなんとしてもそれを手に入れるの」。私はよく，「私にはその資格があるわ。だってこんな生活，公平じゃないもの。私はそれをなんとかして手に入れてやるわ」と自分に話しかけた。けれど同時に，悲しみと落ち込みを感じていた。

　逮捕されたとき，気分が悪くなったことを思い出す。私の心臓はドキドキしていて，彼らが口を開き，「私たちと一緒に来てください」と言ったとき，心臓が危うく止まりそうだった。悪夢を見たように恐ろしかった。逮捕されたことは，私が万引きをやめるための十分なきっかけだった。夫に知られることが，一番怖かった。今の私に何の価値がある

の？　誰が私を大事にしてくれるの？　私はどうやって自分自身を大事にしたらいいの？

　警察がきて，私は収監された。私は，子どもたちを迎えに行ってもらうため，私を外に出してもらうため，弁護士をつけるために夫に電話しなければならなかった。私はこのときから，万引きが大きな問題になっている；「私は少しコントロールを失っているわ」と考え始めていた。しかし私はまだそのことを100％確信しているわけではなかった。なぜなら私には万引きを少しもしない時期もあったのだから。

　逮捕されたことは私の人生の中で最も恥ずかしい経験だった。私は自分が本当にひどい人間だと感じた。私の夫は，理由を決して聞かなかった。ただ「君がこんなことをするなんて信じられないよ。いったいどうしてこんなバカなことをしたんだ？」と言い，次に「以前にもやったことがあるのか？　何回目だ？」と聞いた。彼は私の品位を落とし，私に羞恥心と罪悪感を強く感じさせた。だから私は嘘をつき，これが初めてだと彼に伝えた。

　私は逮捕される前，カウンセラーに会っていた。10歳以降，ずっと断続的にカウンセリングに通っていたのだ。しかし私はカウンセラーや精神科医と話すとき，決して万引きしていることを言わなかった。これは私のどうしても守るべき秘密だった。私はすべてのことを話したが，これだけは別だった。私はいつも秘密を抱えたままだったから，セッションから帰るとき，達成感はなかった。最終的にはカウンセラーに話したが，それは私の自尊心が回復し罪悪感が薄れた後のことだった。その結果，私はそのことについて話せるようになった。セラピストは「そうね，それは関係のないことで，大した問題じゃないと思うわ」と言い，私は「そう，今はね。でも以前は違ったの」と言った。私がそれを受け入れるには，長い時間がかかった。万引きは私にとって，セラピストにさえも決して言うことのできないタブーな話題だった。変な目で見られるのではないかと心配していた。

初めて逮捕された後，私は数カ月の間万引きをやめていた。しかし，その後また万引きをし始めた。より注意深く行うようになった。逮捕されたら何が起こるかを知り，ある意味では恐怖感はより強くなっていた。しかし，それにもかかわらず私は万引きをした。その恐怖感では，不十分だった。私の万引きは普通，週に1回か2回までだった。しかし計画的だった。万引きする日と，どれだけ盗んだか確認する日には，ベビーシッターを雇っていた。自分用に万引きしたものは1％で，他は子どもたちのため，家のためだった。ベッド用品からトイレ用品，掃除用品，子どもの靴に至るまで。金額的には，それらは買えないものではなかった。それらを買うのが正当であるという根拠を夫に示す戦いであって，迷いはなかった。私はそれらが本当に必要だと感じていた。それらが実際にどの程度必要だったか，私にはわからないが。あの掛布団は本当に必要だったのだろうか。本当に必要だったものは一つもない。私は，「なぜ私は受け入れられないの？　なんで争わなければならないの？」と感じていた。

　万引きにはとてつもないエネルギーが必要だった。特にベビーシッターを頼む日のことはよく覚えている。私は彼女が家に来た5分後に外出し，彼女が家を出る5分前に帰宅した。その時間に，万引きするのだ。精神的にも，肉体的にも疲れ果てていた。恐怖感，流れる汗，盗んで店を出てから車までの道，万引きの計画を立てること，周囲に注意を払うこと。それらが私を疲れさせた。万引きの後は隠れて値札を車の中で外し窓から捨てる。家に帰ったときには，「ああ，これは必要なものではないわ。私は前からこれを持っていたもの」，「これはずいぶん前に買ったものよ」ということもある。それらにはとてつもないエネルギーが必要だった。

　夫に嘘をつき，ついた嘘を覚えていることは簡単ではなかった。夫に

質問された場合に備え，私は時々母に電話し，子どものために手に入れた品々を知らせた。母は，私が夫に内緒で何かを買ったものと考え，ごまかしてくれた。私は決して母に真実を告げなかった。

　1年が過ぎ，私は執行猶予期間を終えた。2年後，私は再び逮捕された——これが大体2年前のことだ。かといって，その2年間に私が万引きをしなかったわけではない。2回目に私が逮捕されたとき，盗みは計画されたものだった。私はリストを持っていた。食料品店で，いくつかの品物を正規に購入し，他のいくつかは盗んだ。私はそれを慎重に行ったつもりだったが，逮捕されてしまった。それは最初に捕まったときとは違っていた。私は私自身に対して怒り，「お前は実際，今回大失敗をしたぞ。もう誰もお前が変われると信じない，なぜならこれは2回目の失敗だからだ」と考えた。気分はより悪くなり，より落ち込んだ。少なくとも最初に捕まったときはもっと高額な商品だった。今回はトイレ用品を食料品店で盗んだ。私は財布の中にそれを買うお金を持っていた。疲れ果てた。2回目に捕まったときは，1回目に捕まったときよりも，辛かった。

　2回目に捕まってから，私は一つとして物を盗んだことはないし，値札を付け替えたこともない。素晴らしく，うそのようで，信じられない気分だった。これはすごいことだ。思うに私は，簡単に言うと徹底的に自分とは何かを考えたのだろう。逮捕は全く想像を絶するものだったが，密かな恩恵だったと今は思う。それは恐ろしく，心に深い傷を残し，恥ずべきことだったが，それで何も変わるとは思っていなかった。でも私は多くを学んだ。そんな中，C.A.S.A. を見つけた。

　変な話だが，私は初回のミーティングの前，死ぬことを恐れていた。私はそこには世間でいう極悪な犯罪者がいるものと思っていた。私はそこにいる人々が私のような人間だとは思っていなかった。私は懐疑

的で，「この全くの他人であって，私と何の関係もない人々が私を助けてくれるわけがない」と考えていた。でも，行かなければならなかった。最初のミーティングの後，「神よ，感謝します，これこそが私が人生で追い求めていたものです。これが私の必要としていたもの。これまでに起こったことはすべて，私をここへ導いてくれるために必要なことだったのでしょう」と言い，私は泣きながら家に帰った。初回のミーティングを終えてから，私はもう逮捕される悪夢を見なくなった。安らぎを感じた。そこには理解してくれる人々がいた。彼らはずっとそこにいたのだ。この地球上で，彼ら以外に私そのものを受け止めてくれる人はいない。そのことはとてつもなく心地よく，私を元気付けるものだった。

　私が学んだことの中で最も重要なことは，自分に話しかけることだ。もし盗みたい衝動を感じたら，私は自分自身に話しかける。ときには「そんな衝動があるの？　冗談でしょ？」と自分を笑うことさえもある。店にいるときであれば，私は歩き，集中する。いつも財布だけを持ち歩き，バッグは車に置きっぱなしだ。私は必要なものを買うためのお金を持っていることを確認し，集中し，車を出る——よっぽど必要でなければ，店に行かないようにしている。私はきょろきょろしたり，ウインドウショッピングをしたりしない。
　最近では盗みたくなることはないが，しばらく前に一度あった。そのときは，何か子どもたちのために手に入れようと思ったことが衝動になった。「彼らはこれを使うだろうけれど，これらは高すぎる」と思った。そのとき，すぐに私は「あなたには実際，そんなもの必要ないでしょう，子どもたちもそれがなくても何とかやっていくわよ」と自分に語りかけた。ときに私は家に帰り，夫に「ダミット，あなたはこれから出かけて，それを買うの。または私にチャージカードを頂戴，そしたら私が買いに行くわ」と言う。私が回復できたのは，大半がこの自分に語りかけることのおかげだ。

私の人生は完璧ではないが，ずいぶん良くなったことは確かだ。人生は全体としては最高のものではないかもしれないが，ここまで私は自分の人生が良くなったと感じたことはなかった。一度も。私はやっと自分自身を許した。自分自身を痛めつけ，何でそんな馬鹿なことをしたのと自分に問う代わりに，今では，「オーケー，確かに悪いことをしたわ。でも終わったこと。過去なの。そこから学んで，前に進みなさい。ただそのことに集中しなさい」と言える。

　家族がサポートしてくれたのは私にとって幸運だった。母は知っていたし，父も，姉妹のうちの一人も知っていた——私はそんなこととは知らなかったが——両親が彼女に話していたのだ。特に母は極端なまでに味方をしてくれた。母は，子ども時代に彼女の母が目の前で万引きしたのを見たこと，そのときに困惑し恥ずかしく感じたことを覚えていた。私は祖母とそんなに親しくなかった。私は祖母との間に，多くの問題を抱えている。母に対して心を開くことは心地の良いことだったし，彼女が私を裁くようなことをしなかったのは嬉しかった。でも父にそのことを話すのは，私がこれまでにやったことの中で一番辛いことだった。夫に話すことの10倍辛かった。私はいつも，父に私のことを誇りに思って欲しかった。私は父が私に失望するだろうと思っていた。でも父は私に対して変わったように感じたし，私の味方になってくれた。
　私は子どもたちには言わなかったし，話す理由も見つからなかった。子どもたちに言いたくなかった。でも私は正直さと法を遵守することを重視している。私の息子がすごく悪いことをしたくて，自分のポケットに物を入れて盗んだとき，私は平均的な親と比べて10倍は怒った！ 私は彼が泣くまで，「刑務所に入るところだったのよ！ 夜をそこで過ごし，トイレのようなところに行ってその床で寝るのよ！」と叱責し続けた。私は細かいところまで彼に話した。もちろん彼は私がなぜそ

んなことを知っているか，わかっていないだろう。でも私は彼にそれがいけないことだと理解させた。

　夫は私の窃盗癖について，初めてそれを知った日より，深く理解することはなかった。でも彼は，私に対する敬意を最終的にはいくらか取り戻したと思う。しばらくの間はとても苦しかった。彼は「僕は君と一緒にいなければいけないの？」と言い，私を軽蔑した。私は怒ったが，内面では深く落ち込み，自分自身に「ええ，あなたにはそうする必要があると思うわ」と言った。そして私は彼に「あなたはレシートを見たいんでしょう」と言い返した。夫は尻込みをした。きっと彼は私の自尊心が回復し，窃盗癖から回復したことに気づいたのだと思う。私が買い物に出かけるとき，毎回夫は「良い子でいろよ」と言う。それはそれでいいのだ。以前の私なら怒ったと思うが，今ではもう，それでいい。それは親切な注意なのだから。

　私にはまだ，やるべきことがたくさん残っている。離婚のためのファイルをじっと見つめている。そして私は恐れている。どちらが親権を得るかという問題になることはわかっているし，そのときには私が責められることもわかっている。他にもある。私は自分が回復することに集中しなければいけない。夫は私の万引き歴を持ち出すに決まっている。彼がそうすると保証できる。私はそれでもいいと思っている。私はどんな判決に対しても言えると思う。「それは過去のこと。そう，それは私の人生の一部だけれど，乗り越えたの。それで，私の残りの人生をあなたがなぜ非難できるの？　私は過去から学んだの」と。以前の私は恐れていた。でも今はとても強くなったから，彼の目を見ながら「それは過去のこと」って，言えるのだ。

　私はこれからもC.A.S.A.の支援を必要とする。とにかく，私はミーティングが楽しい。私にも参加して得られるものがあるが，今では参加する理由の大部分は，新しいメンバーにお返しをすることだ。私が回復

する助けになったちょっとしたアイデア，私のちょっとした身の上話が他の誰かの役に立つかもしれない。私はC.A.S.A.で得た支援に感謝している。だから恩返しがしたい。それは私のためでもある。私は私を良い人間にするのだ。私は法廷で罰金を払った。窃盗に関して経験したことすべてが苦しみである。万引きをしたことについて自分が後悔をしていないことに，恥ずかしさを感じる。今でも時々，私の窃盗癖が家族に与えた影響について考え，気分が悪くなることがある。

　おおむね，私は自分を信じている。これまで人々は信じてくれたけれども自分では信じることのできなかった部分を。今では別の道が拓けている。私は自分を信じているから，誰が私を信じているかなんて気にしない。もし私を信じてくれるならば幸せなことだが，それは以前と違って必ずしも必要でない。私はいつも他人から感謝されることや他人から認められることを求めていた——「あなたは親切で，あなたは気が利いて，これであなたは役に立つ……」——今でも，もしそれが得られれば格別の喜びだが，私はもうそれを求めてはいないのだ。
　私はより正直になり，今を生きている。特に子どもに対してはそうだ。私は以前より物の値段について，彼らに教えることの意味を良く理解していると思う。「あなたはジーンズに穴を開けてきたのね，膝のところにね」と言えば，以前なら私は外に出てどこからか他のジーンズを盗んできただろう。今では「私は29ドルも新しいジーンズに払ったわよ！　床で這いつくばって何をしていたの？　あなたのお小遣いから引いておくからね！」と言うのだ。

　これまでに盗んだものや私が冒した危険について考えると，今でもゾッとする。自分があんなにも厚かましく，図々しかったことが信じられない。あるとき私はHudson'sで大きな掛け布団を盗んだ。私は300ドルの掛け布団を持って店を出た。自分がそんなことをしたなんて信

じられない。まるで誰か他の人がそうしたかのように思う。それは無意識的なものではなく，衝動的なものでもなかった。私はそのために店に入ったのだ。まるで別人格のようだ。でも，その別人格はもうここにはいない。それはどこか心の奥のほうにある——自分で押し込めたのかもしれないが——でもかなりはっきりとそう言える。私は決して，盗む誘惑がなくなったとは言えないし，注意していなくても大丈夫，とも言えない。そんな瞬間が買い物をしているときにもあった。私は何か，欲しいけれど高くて手が出ないものを見たとき，自分に「いいわ，この店をすぐ出ましょう。これは刺激が強すぎるわ」と言うのだ。私は深呼吸をする。そして家についたときには自分自身を誇りに思う。以前なら物を盗まなかったことで落胆していたところだ。今では，そうでないことを誇りに思っている。

考　察

　マーシーは10代の頃，彼女の両親が離婚した時期の窃盗癖について，助けを求める叫びだったと理解していた。彼女の行動は内面の恐怖や悲しみの表れであり，それらから気をそらし，自分を慰め落ち着かせるためのものだった。彼女は自分の気持ちを表に出すことが許されない環境で育ち，感謝されていると感じていなかった。実の父親に会えないことに対しても反抗的だった。自分が小さな子どものように扱われていると感じ，またそれは結婚生活でも繰り返された。

　彼女は10歳からカウンセリングを受けていたが，羞恥心のために，万引きしていることをカウンセラーに伝えることができなかった。彼女は他人がどう見ているか，とても気にしていた。いつも自分には価値がないと感じ，自分を信じたことがなかった。彼女の自尊心は，ドブに捨てられていた。

　マーシーは盗むことをやめたかったが，絶望感にとらわれていた。彼

女の結婚生活はうまくいかなくなり，生きている実感が欲しかった。万引きは彼女の心に一時的な平穏をもたらし，何かが戻ってくることを感じさせた。彼女は人生で自分には何かする権利があると感じたが，自分の居場所はほとんどなかった。彼女の万引きはほとんどが自分のためのものではなかった。他者，特に自身の子どもから愛されること，認められることを買おうとしていたのだ。

回復へのステップ

- 自己主張すること
- 自分を許し，他人を許すこと
- 自分に語りかけること。特にその衝動が来たとき
- 正直になったことを心地よく感じること
- 自分を認め他者からの承認を求めないこと
- 喜びを与えてくれるものを今後も得られるようにすること
- 自分にご褒美をあげること（フロリダへの旅行，物を買うこと）
- 店から離れること
- 感情を表現すること
- 完璧主義を捨てること
- 助けを得るため，また羞恥心を減らすため家族に窃盗癖について話すこと

再発の危険なサイン

- 長く続くストレスと，結婚生活の破綻
- 苦い離婚は痛みと，変化に対する不安をもたらすかもしれない
- 子どもたちが万引き歴を知り，彼女が強烈な罪悪感と羞恥心を感じること

・自分自身にご褒美をあげないこと
・仕事中の不誠実な行い，または，浮気
・C.A.S.A. のミーティングに来るのをやめてしまうこと（健全な恐れ，およびリマインダー［万引きをやめるよう思い出させてくれるもの］は少しずつ小さくなっていくかもしれない）

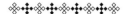

あなたは，マーシーの物語のどの部分が自分と一番近いと思っただろうか？ あるいは参考になると感じたのはどこだろうか？

3

リックの物語

　リックは専門職の男性で40代後半，職場では尊敬される立場にいる。結婚してもうすぐ20年になる。彼には子どもがいない。彼は率直に話す人で，優れた知性を持っている。彼は完全にではないが自分自身を分析し，自分の思いともっと向き合うことが必要だとわかっている。

❖╍❖╍❖╍❖╍❖╍❖

　私（リック）はC.A.S.A.に出席するようになって8カ月間が経った。最後に万引きで逮捕された5日後からグループに参加するようになった。出席しようと考えたのは初めてではない。私は以前に「事故」を起こし，そのときカウンセラーは私にC.A.S.A.に出ることを勧めたが，なぜか私は行かなかった。まだ抵抗があった。私は，自分をC.A.S.A.に参加させることができなかった。私はこの問題を否定していたか，あるいはこれまでの対応で十分だと開き直っていた。この問題を扱うことは，辛かったのだ。

　私は，自分のことを強迫性障害の症状としての万引き者だと思っている。なぜなら私はとても長い間万引きしていたし，身体的なパニックの感覚があったし，何かと置き換えなければならない喪失感，満た

されるべき空虚感があったからだ。買った，あるいは盗んだ品物が必要だったかどうかは別として，私の窃盗は合理性を完全に欠いていた。結局動機は「私はあの品物を持っていない。それを手に入れることで，私はもっと完璧になったと感じる」というものだった。それは一つの疑問を生じさせた。なぜ盗む？　なぜ買わない？　そこにすべての感覚が内包されていた。

　私は職業として盗むわけではない。「ブースター［訳注：盗んだ品物を店にならべて売る人］」ではない。盗んだものを売るわけではないのだ。しかし，そこには欲望の要素が入っていたと言わなければならない。私の窃盗の一部には，必ず何かを持ち逃げするという行動が必要だったのだ；何のためでもない何かを盗み，権利を持つという感覚を手に入れ，私の人生の空白を埋めるのだ。怒りの表現だった。これは疑いようもなく大部分を占めていた。

　私がなぜ万引きを始めたか，単純な質問だが答えは複雑だ。私はここで万引きと窃盗の違いをはっきりさせなければならない。私が2年生あるいは3年生のとき——私はこれをけっして忘れない——私は母と一緒に量販雑貨店にいて，そこには5〜10セントのおもちゃが置いてあるエリアがあった。私はこのときのことを昨日のことのようにはっきりと覚えている。私には何か欲しいものがあったが，母は「ダメよ」と言った。母は，私の要求を断るのを好きではなかった。私は店で癇癪を起こしたことを覚えている。結局買ってもらえなかったが，買って欲しい気持ちがなくなったずっと後までそのことを覚えていた。その事実が，それを手に入れることが今に至るまでいかに重要だったか，そしてどんなことをしても手に入れたかったので怒りが爆発したのだということを教えてくれる。

　私は10歳か11歳のときに万引きを始めた。近所の店に行き，いくつかの雑誌と漫画を盗んだ。私は逮捕されるまでの間しばらくは逃げ

ていた。彼らは私の親には言わなかった。お人よしの経営者から，軽い警告を受けただけだった。私は挫折を感じたが，そのことは万引きの抑制にはならなかった。以前より逮捕されることや万引きがばれることが怖くなったが，特に恥じることはなかった。

　私の万引きは，それが始まったときは完全に無意識的だった。その後は安心を得るためのものになっていった。自分の子ども時代は，100％幸せというわけではなかった。私はかなり周りに友達の多い環境から，孤立した地域に引っ越した。そして本当に孤独を感じていた。私は両親にそれについて話すことはできなかった——彼らは理解できなかっただろう——少なくとも私はそう感じていた。そこは孤立した地域だったので，私には友達が多くなかった。盗みは私の領域を拡げ，少しでも満ち足りた生活を送るための手段だった。私の注目は，私の領域を拡げるためのことに向けられていて，その品物を得ることに重きを置いていたわけではなかった。しかし，万引きは，あらゆる辛いことの結果として起こったものだった。
　私は漫画，雑誌，レコードを盗んだ。ひどく高価な品物ではなかった。しかしそれらは，飢えと渇きで死にそうになっている人が，成長のために食べたり飲んだりするもののようだった。私は何か干ばつや貧困の中にいると感じていて，それらが私の要求を満たす唯一のものだった。私は自分が満たされるためなら，なんでもした。

　私が2年生のとき，大きな事件が起こった。休み時間に私はクラスメイトの男の子たちと一緒にいた。彼らの多くはプロ野球カードの束を持っていた。一種のゲームをやっていて，カードを交換したり，積み上げたりして，最終的にカードを勝ち取るような，そんなゲームだった。私は少しカードを持っていたが，多くは持っていなかった。私は気づくとゲームの最中にテーブルからカードを取っていた。自分の手

持ちのカードを増やすために。気づかれて捕まった。私は，盗んだというのは誤解で，ただ手に持っただけだと言い逃れをした。でも自分では真実を知っていた。その後，盗みがバレたことによる悪い影響はなかったが，私は恥ずかしく感じた。彼らに嫌われるものと思ったが，その予想は外れた。私は責められずにすみ，大きな安心を感じた。何かに所属したかったのだ。私はそのグループに受け入れられることができるくらいたくさんのカードが欲しかった。疎外されていると感じたからカードを盗んで，自分が彼らと同じであることを感じたかった。自分が無力だと思っていた。

私には6歳年上の兄がいた。いろんな点で，私たちは別々の人生を生きていた。両親はともにホロコースト［訳注：ナチス・ドイツによるユダヤ人の大量虐殺］の生存者だった。彼らは多くの時間を外や自宅で働くことに費やしていた。良い両親ではあったが，世間でいう親とは違っていたため，目標とするような，モデルになるような両親ではなかった。彼らはできる限りベストをつくした。父は幼少時に孤児となり，生存者としての精神を持っていた。母の家族は全員，戦争中に殺された。母はなんとか生き残り，戦争の直後に父と出会った。私たちの人生の大部分はその戦争によって，気づかない間に戦争の持つ残酷さで傷つけられたと確信している。

両親は私たちにプレゼントをばらまくようなことはしなかった。代わりに，もし何か欲しいものがあったら自分たちに頼むように，と言ってくれた。でもそれはイライラすることだった。なぜなら両親は，実際には私たちがそうすることを望んでいなかったからだ。両親に何かを頼むとき，いつもそのリクエストの本質を彼らに理解させる必要があった。欲しいものが何であれ，なぜ欲しいのかを両親に完全に理解させる必要があったのだ。ときに子どもは周囲の影響によって物を欲しがるし，とりたてて欲しい理由がないこともある。ただ，特別であ

ると感じるために欲しがることもあるし，自分は他人と違うと感じるために欲しがることもある。だから，何か欲しいものがあるたびにその説明をしなければいけないという考えはとてもイライラするものだった。私は許可を受けたことはない。だから，疑問は「一体どうやったら，お父さんやお母さんのところに行かずに，物を手に入れられるのか？」というものだった。

　私は両親の不正を見つけたかどうか覚えていないが，そこには生存者の文化——ルールを破る必要はないが，生存の邪魔になるようならそれを曲げよ——があった。その文化の効力について人は何も言わないが，盗みが誰にも理解されないこと，大目に見られることがないことは明らかだった。私は何年も後になって，母が窃盗癖を抱えていたことを知った。母は捕まり，罰金を払っていた。しかしそれがわかったのは数年前の話だ。そのことは私の失われた記憶の一部を埋めていた。私は母が何か盗んだのを見たに違いない。そしてそれは些細なものに違いない——食品だったはずだ。

　戦後，母は密輸に従事するようになった。多くの人々がそうであったように，それは生きていくために仕方のないことだった。生存者の心理について，どれだけ強調しても足りない。私にとって万引きは生き抜いていくための技術だった。私はそれとともに成長したのだ。もちろんそれは捨て去り，他のものと置き換えなければならないものだったが，簡単ではなかった。

　私の一家では，感情を表現することは少ししか許されていなかった。特に私には，大きな制限がかけられていた。兄は立派だったが，攻撃的で，独断的だった。私は兄のたどった道を通って成長しなければならず，彼の弟でいることは辛いことだった。兄の攻撃性は両親を怯えさせ，両親は私を決められたレールの上を歩むよう，仕向けることを決めた。両親は私に，良い子でいなければいけないよ，私たちのいう通りにすればすべてがうまくいく，と言った。両親はただ私たち兄弟の

衣食住を確保するためだけに働いた。ありきたりな家族だった。しかし私は怒りの感覚と，大切なものを奪われたという感覚に打ちのめされた。

　私の窃盗癖には私が転居する前，幼少期のことが影響していると思う。転居はただ，窃盗癖を悪化させただけだった。転居しなかったら，万引きを続けていなかったのかもしれないが。私の窃盗癖が悪化したのは運転免許を取得してからだ。記憶に残っている次の窃盗は高校生の頃だった。自分があれほど破廉恥だったことが信じられない。食料品店での話と，K-Mart のような大規模スーパーマーケットでの話での2つの話がある。そこには防犯のようなものはなかった――それは1960年代中盤の話だった。私は買った食料品でいっぱいになった袋を持ったふりをして食料品店から出たのを覚えている。実際にはその袋は空だったが。レコード屋でもアルバムをいくつか盗んだ。それは簡単なことではなく，実行するのは難しかった。盗もうと，やる気を起こさなければダメなのだ。私にはそれがあった。自分で信じられないようなところまでその意欲を出した。どう盗むか，どれくらい準備をしたかは覚えていないが，ただ，それを盗めたことを奇跡だと感じた。

　私がはっきり盗んだことを覚えている CD アルバムは，ジョージ・ハリスンの『All Things Must Pass』だ。そのとき私は大学生だった。憶えている限りそのアルバムにも，タイトルにも何も象徴的なものはなかった。しかし，それは何か「最先端」を感じさせ，最新のものを手に入れた感覚があった。私にとってそういうものを持っていないのは恐ろしいことで，「疎外されている」と強く感じさせた。他の人や友達を感心させようとしたのではなかった。ただ，自分が生きているという感覚をより得るためだけのものだった。

　C.A.S.A. は万引きによって起こる，相反する感情に触れることを助

けてくれた。それは例えば店に入り CD アルバムを盗む一方，見つかったらどうするのだと思う気持ちだ。実は誰かに見られていたら？　親や兄弟たちに。もし聞かれたら，どうやってそれを手に入れたと答える？　誰かに見られたとしても，その人は何も聞かないという可能性だってある。私は実際には収入がすごく少なかったから，考えだすと困惑した。

次の段階に進んだのは私が大学生のときだ。スポーツ用品店に行ってグローブを盗み，そして私は捕まった。さあ行こう，そして何かを盗もうというのは無意識的に出てくる考えだ。厄介なことの本質は，思いつきで盗ることであり，鬱々としていたには違いないが，ただ何も考えていなかったのだ。実際ある夜，退屈して，店に盗みに行ったのだが，突然そこに彼らがいたのだ。それは電球が爆発したような感じだった。私はその直前にすごく慌てて，捕まって 5 分から 10 分後には自白し，その後は何も信じられない気がして，その後は感覚が麻痺した。それは，自分が置かれている状況から気をそらすのを助けてくれた。すごく世間知らずだったから，大きな白いタグかセンサーが商品についていたのに，それが何かわからずに店を歩いて出ようとし，ゲートが閉まった。これが 1970 年代のはじめのことだった。私は逮捕され，学生連盟が弁護士をつけてくれ，執行猶予もなく厳重注意で許された。それは大きな秘密だったので，私は捕まったことを誰にも言わなかった。

私は盗むのをやめた。捕まった後のとても短い間だったが，後悔の念に苛まれており，すべてよくなったと信じていた。それはとても短い期間だった。その後，しばらくして私はまた盗むようになった。より定期的に，たくさんの本を盗んだ。それがパターンだった。お金を払わずに物を手に入れるという考えに慣れてしまうと，お金を払って物を手に入れること──物を買うということ──が腹立たしく，騙された

ような気分になるのだ。だから，そこには怒りの感覚があって，その怒りのやり場がなかった。私は自分が怒っていることに気づいていなかった。もし気づいていたとしても，私が怒りを発散できるような方法は盗ることだけだったかもしれない。

　私はいつも——それは高校に入学するよりも前からあったものだが——疎外されていると感じていた。社会によってもしリストＡとリストＢがあるのだとしたら，私はいつもリストＢに入れられていると感じていた。私は自分がＡのリストに入るに十分頭がよく，Ａに足る人物であるにもかかわらずＢに置かれていると感じていた。それはまったく納得いかないことだった。人生の説明書のようなものがあるとして，そのいくつかの章が欠けている，あるいはインクが不鮮明になっていると感じていた。他の人にとってはとりたてて言うことのない感情だったとしても，私はいつも，そう思う毎に混乱し，怒っていた。私がそれを行動で表すのはもう仕方のないことだった。

　私の父は私が大学を卒業した頃，亡くなった。[原著編集者注；ここには目立った空白があった。何の感情表現もなく，詳細はわからない]

　私は海外に行き，2回捕まった。1回目はとても深刻な状況で，実際にレコードアルバムを盗んだ後逮捕されたのだが，軽い警告だけで許された。2回目は地元の小売店だったが，店主はひどく腹を立て，とてつもなく怒った。彼は私に味方してくれた。彼は私に言った，「やめてくれるだけでいい」と。怒るよりも賢明な対応だった。彼はその時点では私の人生で唯一，私の窃盗癖を正しく理解した人だった。

　私は実際，その後とても長い間盗みをやめていた。まあ，3年間ほどは月に1回程度は盗んでいたのだが。仕事が忙しく，なんとなく何か他のことに集中していた。しかし1980年代になりまた急に盗むようになった。そのときはたくさんのカセットテープだった。心の拠りど

ころがなく，人生に満足していない感覚があったからだと思う。

　数カ月して，私は個人的に成長し始め，C.A.S.A. に参加した。そこで，助けになるのは明確な自己満足感であることを学んだ。最近では，その感覚は幸せを感じるハードルを下げることで得られている。それはつまりローリングストーンズの古い歌にあるような，ある種のバランスを理解することで，「いつも欲しいものが手に入るわけではない」が，頑張れば欲しいものを得ることができるというものだ。物質的なものであっても，感情的なものであっても，それがなくても生きていくことはできる。おかしな話だが，もしあなたがあなた自身に，「自分はそれなしで生きていく」と言うなら，あなたは，手に入れるはずだったまさにそのものを得られるだろう。多くのチャンスがあるわけではないのだ。そのニーズは強固なものではない。

　私はそれが嗜癖的で，強迫的な行動であると知っている；その一部は単なる生来的素質だ。それが生まれ持ったものであることは，私が最近始めた薬物療法に反応することからわかる。最近は抗うつ薬であるゾロフトを使っていて，私はずいぶん落ち着いたし，怒りにくくもなっている。私は以前はとても怒りやすく，またおそらく今でも怒りやすいのだが，不機嫌な感覚は減り，深く息をついてリラックスできるようになってきている。物事を以前より深刻に感じなくなっている。一方，もし私が万引きを続けたとしたならば，私はこれらの価値やいろいろな品物がない人生なんていかに欠けたものかという感じを持っているのだろう。それらを得る必要があると考え，盗むことを計画するだろう。しかしそういうことは今ではずいぶん少なくなったが。

　自分の窃盗癖は底打ちしたと言いたいが，でも怖いのだ。なぜなら，私は以前にも同様の状態を経験したことがあるし，そこに達したと思っ

ているときでも，まだ達していないこともわかっている。8カ月前に捕まったとき——C.A.S.A. に来る直前だった——私が妻と結婚してから，捕まったのは3回目だった。私が彼女に，また私たちの人生に苦痛を与えたことは間違いない。彼女は私と別れることもできただろう。彼女はそうすべきだったのかもしれない。それは私が答える問題ではない。でも彼女はそうしなかったのだ。彼女は私の行動を十分には理解できなかったが，私の味方をしてくれた。目立たずとも私を支えてくれ，助けてくれ，私が C.A.S.A. と薬物療法，カウンセリングを受けたことで安心した。彼女もほんの少し解放された。以前，彼女は私の行動の責任の一部を自分が取ろうとした。今ではそれが私の問題であることを理解し，そんなことをしようとしなくなった。彼女が感じている罪悪感に私はどう影響していただろう。私は彼女に自分の責任を肩代わりさせていたのだ。

　私は C.A.S.A. に行くといつもあることをするのだが，まだそれは誰にも言っていない。私がこれを見つけたのは純粋に偶然の出来事だった。初めてミーティングに参加したとき，私は少し休憩をとって席を立った。男性用トイレに入るとすぐにわかったのだが，そのトイレのコンクリートブロックは私が入っていた留置所のそれに似ていたのだ。独房の中にあったのはベージュ色のコンクリートブロックと，マット，洗面台，トイレだけだった。とても殺風景で，寒いところだった。それはベージュであったり，シルバーだったりしたのだろうが，私にとっては何もない冷たい世界だった。それは非常に明快なものだった。——それは否定しようもない；私は岐路にいたのだ。そして，私はまだ，今でも毎日岐路に立っている。だから私は C.A.S.A. に行くたびにそのトイレに行き，今現在の私の状況を作った，その選択をしたときの自分を思い出すのだ。

私は自分が万引きの禁断症状を止めようとしたことがないことを知っている。私は過去に自分にそんなプレッシャーをかけたことがないし，それは今も変わらない。それは私が行動を変えた理由の一つかもしれない。私がしようとしてきたのは自分の感情に気づき，必ずしも狂気に満ちていたり乱暴であったり，無責任であったりしない方法で，自分自身に物を買う許しを与えることだ。──そして自分がそれらを買うことができることを神に感謝するのだ。

　私は不安感の代わりになるものを探し，あるいは他の方法で満たす機会を探すことで解消しようともしてきた。ビデオを盗む前；今では私は図書館にそれがないか調べたり，借りたりするのだが。本も同じだ。私は自分に言い聞かせるのだ。「違う」，そして，ただ自分の気持ちを感じ取り，その気持ちはそのままでリラックスする。私は自分に向かって多くを語りかけ，心の中で会話して，そのつまらない感情を消そうとするのではなく，むしろそんなことを感じてしまう自分を許すのだ。私は妻とも，この話をする。
　それは必ずしも簡単なことではないし，おそらくゾロフトの効果が出ているのだろうが，ありのままをみせることが有効なのだ。精神科医が私を診察するとき，彼はゾロフトの有用性を信じて疑わない。しかし私はとても疑り深く，なぜならそれは強迫性障害の中核症状であるからだ；そのため多くの否認があって，自分が支配された存在であり，犠牲者ではない何かであるとみなすことが難しい。私は犠牲者でありたかったのかどうかはわからない。私はそれが有用なものだとは思わなかったが，窃盗を減らしたりやめたりするためには深呼吸をして，自分自身に語りかけることが重要であることは疑いようがなかった。「人生はその行動がなければ安全だ」。

　さまざまな面で，盗むことは私にとって命綱だったが，それはただ自

分がそう思っていたからだ。私は多分，これからも盗むことを毎日の生活上そういうものと見るだろうし，それは背景のようなものだ。だから私は時々，日に一度自分自身に思い出させるためにこの表現，「盗ることはそんなに重要なものではない。自分自身が，それに力を与えているのだ」を思い起こす必要がある。そして私は自分をもっと信じて，より大きな力を貰い，昔からの格言；「欲しいものすべてを手に入れることはできない。もし手に入れたとして，どこにしまって置く？」を思い出すのだ。信じて欲しい，私は他の人のためになんら話すことはできない。ただ言えるのは，感情が鋭く激しいものである間は，いくら盗っても満足することがないし，これで十分と思うこともできない。ただ，ミスター・物質主義になるだけだ。しばらくの間ステーキ好きの人のようになる——ステーキを1日に4回食べることもできるが，でもそれにうんざりする。感情的にも肉体的にも。それは万引きと同じだ。そこには病気があるのだ。「食欲」の要素があって，それが絡んでいる。この構図を理解すること，そしてそれを超越することが重要なのだ。

　私はC.A.S.A.を見つけたことに感謝しているし，そのグループが居心地よいものであることに驚いている。1, 2年前にC.A.S.A.に行く機会があった。そのときは自分自身をさらけ出すことに強い抵抗があった。自分に問題があると認めることが怖かったのだ。おそらく得体の知れないものを恐れていたのだと思う。どんな反応をされるか，わからなかったからだ。また，実際にその問題を解決するために何かをするということも怖かった。だから，私が実際に参加したときは，何か新鮮な気持ちだった——そして少し困惑もした。それが予想したよりもずいぶん気楽な会だったから。生ぬるいという意味ではなく。最初の数週間は感動的なものだった。ついに私の窃盗癖について話し，その問題と感情に集中し，他の人の経験や感情から多くを学ぶ機会を得

たのだ。

　もしC.A.S.A.に対し批判をするとしたら，私たちがその行動を許しすぎではないかということと，本当に私たちだけで十分にその行動を予防できるのかということになろう。試行錯誤だ。私たちは罪悪感を抱いている。誰か悪い行動を行っている人に，嫌な思いをさせるのは怖い。信じて欲しいのだが，嫌な思いをしたい人などいないし，他の人間よりも優れていると思いたい人もいない。ただ私は，それぞれのメンバーに何をしたか聞き，何を盗んだか——何をしたか聞くことほど重要ではないが——を聞くようにしている。私がその状況にいたらどのように感じるかを理解して，望ましくない行動を避けることができるように，実際に自分をその状況に置きたいのだ。私の行動を変えない限り，私はこれまでしてきたことをこれからも続けてしまう。

　私にとって，今の段階で唯一の疑問は，何が一番健全かということだ。私をその問題に取り組ませることができるのは私しかいないし，私をその問題から抜け出させることができるのも私しかいない。私の信仰が助けになる。それは私をもう少しだけ集中させ，もう少しだけバランスを良くし，物事の見通しを良くして何が重要で何がそうでないかをわかるようにする。私が言いたいのは，もし私がそれらを手に入れたとしても，そうでなくても，ここにある本，あそこにあるカセットは私を形作ったり，壊したりするものではないということだ。

　もし私がそれを買わず，疑問に直面したら——「私はこれなしで生きていけるのか？」——実際，窃盗の問題に関するあらゆる質問の中で最も難しい質問だ。そこには2つの問題がある。一つは窃盗という，自分のものではないものを盗む実際的な行動の問題だ。もう一つの問題はそのものが自分のものでない場合に生じる怒り，あるいは空虚感だ。何が大きな問題なのだ？　なぜそのものがそんなに重要なのか？　それは何を表しているのか？　私はそれを何か他の方法で手に入れるこ

とができるのか？　私はそれがなくても生きていけるのか？

　他の問題もある。仲間たちとうまくやることや控えめな生活を送ることだ。窃盗癖があると，苦労せずに欲しいものを手に入れる機会があるように思えてしまう。もちろん，それは真実ではないが，感情的には，そのときはそうするのがより簡単なのは真実であって，損失も少ないし，やるのもそんなに難しくない。

　今では私はそれらの問題を解決しようと頑張っている。私はそれらが完全に解決するとは思っていない。いつかそれらの問題が完全に片付いたと感じても，また問題が顔を出してくると，自分に言い聞かせている。以前よりずいぶんそれらの問題に対応できるようになり，人生のバランスを理解できるようになった。でも私は問題がまた起きてくると思うし，いつも警戒している。

　C.A.S.A. もあって，家族もサポートしてくれるのはいいことだ。母は4年前，私が母のところを訪れているときに私が万引きするのを見つけショックを受けた。あれは私の人生で最も恥ずかしい体験だった。そしてそのときの妻の反応を思い出さなくてはならない。妻は電話でそれを聞いたとき取り乱し，どう反応すればいいかの岐路に立っていた。最終的にはそれは妻の問題ではなく私の問題だ。私は彼女を泣かせたが，彼女は悪くない。私に，彼女を泣かせる資格はない。

　妻はどのように私を信用したらいいか，今でも学び続けている。これは健全な相互信頼であると言いたい。私が問題解決のためにできることはなんでもやっているから，妻は以前より私を信用してくれている。しかし妻は私が自分を信用する以上に私を信頼するべきではない。そんな信頼を獲得する資格は私にはない——罪悪感や価値判断についての話ではない。私はただとても基本的な，盗るか盗らないかのレベルの話をしている。それは今ではなくなった行動で，彼女は私がもう

そんなことはしないと信用しているのかもしれないが，私にはまだその資格はない。もし彼女が明日の朝目覚めて，「そんなこと，忘れたわ」と言うとしたら，彼女は現実的ではない。この問題とアルコール依存症に大きな違いはないのだ。

考　察

　リックはC.A.S.A.に参加して以来，驚異的な量の自己洞察をしてきた。彼はカウンセリングを受けてきたし，明らかに彼は多くの自己分析をしてきた。多くのC.A.S.A.への参加者は明らかに自己分析には無知で，なぜ窃盗を始めたか，また何をきっかけとしてその状態から抜け出すことができたのかを意識していなかった。よくあるフレーズは，「自分ではなぜそんなことをやったのかわからない。私が盗んだ品物は必要なものではなかったが，やめられなかった。そのせいで投獄された」というものだ。今ではリックは，自分がコントロールを失っていたことを認めている。彼に必要だったのはC.A.S.A.のような，彼と似たような人々に話すことができ，また彼らの話を聞けるようなグループだ。彼はまたカウンセラーにもかかっていたが，それも彼の助けになったようだ。また，抗うつ薬による治療が効を奏したのも一助となったのだろう。彼はおそらく多くのC.A.S.A.の出席者が薬物療法を受けていたことを知り，より薬物療法に対し心を開くだろう。

　リックは，私や多くのC.A.S.A.のメンバーが心に溜め込んできたことに共感した。それは彼の人生で無条件に受け入れてしまっていたことだ：子どものように感情を表現することを拒否すること；「良い子」の型にはめられ，反抗を許されないこと；他人と比べて自分が劣っているという感覚；サバイバル精神とともに育てられたこと；慣れた土地を追い出され，早期に喪失体験をしたこと；ただ周囲に溶け込もう

とし，受け入れられようとしたこと．

　子どもは，物心がついて自分ではそうしたくないと思っていても，親と同じ信念や行動パターンを持つようになるという説がある．リックが，彼の両親がホロコーストから生き残るために抑圧した感情（怒り，悲しみ，恐怖）の多くを受け継いでしまった可能性はある——戦争中も，戦後も．リックは，彼の両親と同じく住み慣れた土地を追い出されたことに言及した．彼は，両親が自分より辛い思いをしたから，何かを頼むこと，不平を言うことに罪悪感を感じるのかもしれない．彼が育った社会にうまく適応できないというジレンマも，彼の両親の味わったそれに比べれば見劣りするだろう．彼の両親は，「生存者の罪悪感」と呼ばれるものに苦しんだだろう．リックもまた，その一部を引き継ぎ，苦しんだのかもしれない．

回復へのステップ

- C.A.S.A. のミーティングに規則的に参加すること
- カウンセリングを続けること
- 薬物療法に心を開くこと
- 自分に語りかけること
- 満足することを練習すること
- 自分（と他人）を許すこと
- 被害者気分から抜け出し，解決することに集中すること
- 意図的に，満足を先延ばしにすること
- 信仰を広げること
- 過度に理性的に考えず，自分の気持ちを感じること
- 妻との関係を良くすること

再発の危険なサイン

・C.A.S.A. のミーティングに来なくなること（窃盗癖に「勝った」，と自信過剰になること）
・誰かに怒りをぶつけられたとき，怒りの感情を直ちに表すのではなく，その上に座って抑えつけておくこと
・自分の思いに集中し，穏やかに呼吸をし，素直に感じる代わりに，再び自信過剰になること
・他人と比較し，競争することに再び集中すること
・大きな喪失体験や環境の変化

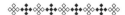

　あなたは，リックの物語のどの部分が自分と一番近いと思っただろうか？　あるいは参考になると感じたのはどこだろうか？

4 サンドラとその夫，トムの物語

　サンドラは 55 歳の専業主婦で，妻で，母で祖母だった。彼女は田舎の郊外に住んでいて，退職した自動車技師のトムと結婚していた。彼女の 31 歳の娘は，さまざまな健康問題から最近突然死した。彼女は強い人間だったが，子どものようなところもあり，ときに感情的になった。トムは義理堅く献身的な男性だったが，サンドラの窃盗癖や他のクセのせいでストレスを溜めていた。サンドラは C.A.S.A. に 8 年間出席していて，トムも時々，彼女をサポートするために出席していた。

※※※※※※※※※※※※

　私（サンドラ）は 5 歳のとき養子に出された。子どもだったので，私は自分の家族内での居場所が，わからなかった。かなり大人になるまでわからなかった。初めて物を盗んだのは 7 歳か 8 歳のときだった。私はキャンディーバーを盗んだ。そのとき，友達になりたい女の子がいて，その子のために盗んだのだ。私は捕まった。個人経営の小さな店から，学校へ向かう途中のことだった。両親が呼ばれたが，私は自分が罰せられたのかどうかは覚えていない。いつもすごく感傷的だった。
　一つの大きな事故をのぞいて，高校生になるまでは盗みをしなかった。私は 12 歳のとき，性的ないたずらを受けた。私は家にいるところ

を誘拐され，家に戻される前に20ドルをその男からもらった。それはおそらく，私を家に帰すためのタクシー代だったのだろう。性的ないたずらの内容ははっきりとは覚えていない。その記憶はずっと後，結婚するまでは思い出さなかった。その20ドルは私にとって大きな問題となった。私はお金を下着の中に隠したが，母がそれをお風呂場で見つけた。私は，そのお金が自分のものであることを否定した。母はそれ以上何も言わず，私もその事件について語ることはなかった。ただ，その出来事を心にしまい込んだ。

10代になって，私は再び盗むようになった。お金は重要なものだった。母が私と一緒に卒業パーティーに出たとき，私はまだ12歳だったから，あの20ドルが私の中で何かに引き金になったに違いない。私は女性の手提げ鞄の横を通ったとき，カバンから少しお金を抜いた。私は少額しか盗まなかったから，彼女たちはなくなったことに気づかなかった。多分，20ドルか，あるいは何か私が失ったものを取り返そうとしたのかもしれない。もちろん，10代の子どもだったからドラッグストアから盗んだこともある。3つか4つの洒落たエプロンを盗んだことを覚えている。私はエプロンが好きですらなかったのだから，それは本当に馬鹿げた行動だった。私は捕まって，しばらくの間盗みをやめた。両親が呼ばれたかどうかは覚えていない。ただ怖くて，長い間盗むのをやめていた。

私は22歳の頃に結婚した。その後スパイスや小さなもの，高価なものを万引きするようになった。財政が逼迫していたので，食費に使えるのは週に25ドルだった。私はただ，その金額を増やせないことを知っていた。盗ったのはたかがスパイス数個だった。次に気づくと，ハムのパッケージを一つ，盗んでいた。それは急に始まった，何か秘密の出来事だった。私の秘密だった。夫は何一つ疑ってはいなかった。

私はまた，結婚して性生活を営むようになったほぼ直後から，いたずら

された経験がフラッシュバックするようになった。そのときは辛く，夫に触りたくもないほどだった。私は多くの不安と恥ずかしさを感じた。自分でその男が自分にいたずらをするのを許したのだから，私が彼を家に入れたのだから，それは自分のミスだったと自分を責めた。実際には私が彼を家に入れたわけではなく，両親が上の階を貸していたのだ。私は彼に，両親は家にいないと話した。彼は足をドアの内側に入れた。両親がいないことを話したのは私の最初のミスだった。すると彼は入ってきた。そこで何が起こったかはよく覚えていないが，また別の機会に彼は私を彼のアパートに連れ込んだ。私は，言うと怒られると思ったから両親にそれを言わなかった。こうして，私はどうやって秘密を保持するかを学習した。

　お金は私の結婚において大きな力を持ったものであって，お金と窃盗は密接に関連するようになった。それはどんどん大きくなっていった。私はいつ自分の財布が少しずつ大きくなっていったか覚えていないが，とにかく財布は大きくなっていった。私の夫であるトムは，結婚して4年が経った1971年に私の窃盗の問題に気づいた。私は大学の同級生に店で捕まった。また，他にも実際に逮捕されたことがある。夫がそれを知ったとき，私は恥ずかしく思った。私は自分に問題があることを知っていたが，自分がちょっと手癖が悪いだけだと思っていただけだった。夫に自分の窃盗の程度を言わなかった。彼には，一度やっただけだといった。彼には内緒だったが，その前にも検挙されたことがあった。私は自分の弁護士を雇っていた。

　私は実際，なぜ自分が盗むのかわかっていなかった。私の2人の娘たちのために物を盗んだ。それらは食料品店から盗んだものや贈答用カードで，──カードは高価だった。基本的にはその2種だった。後になって急激に盗むものが増えた。一部は逮捕と，裁判所に払わなければならなかった罰金のせいだったと思う。やりくりをするのが難しかった。私

はもっとお金を稼ぐためにアイロンがけの仕事をした。何か騙されたような感覚と，裁判所に罰金を払わなければいけないという怒りを覚えている。私は商品をレシートなしで返すことでお金を得るという抜け道を見つけた。品物を店から盗み，カウンターに持っていき，代わりにお金を得る方法を知ったのだ。

この頃，私は蚤の市と転売のビジネスに関わっていた。子どもが学校に通い始めたとき，私は転売の店で働いていた。蚤の市では私は主にカタログかガレージセールで物を買い，安く買ってお得な値段で売っていた。費用が多くかかったので，それでお金持ちになることはなかった。私の地下室は細々としたものでいっぱいだったから，私には貯蓄したり，物を集めたりする必要があったに違いない。夫はそれをひどく嫌がっていて，私は少しずつそれを減らそうとは努力していたが，うまくいっていなかった。万引きも，並行して続けていた。

私は何度も逮捕され，そのたびに恥ずかしい思いをし，当惑した。家族の誰もが私の窃盗について知っていたが，なぜ盗むのかを本当に理解している者はいなかった。盗みはほとんどの場合無計画なもので，買おうと思えば買えるようなささやかなものだった。私は精神科に通うようになり，双極性障害，躁うつ病の診断を受けた。結局，抗うつ薬と抗不安薬が処方されるようになった。

1995年に逮捕された後，私はC.A.S.A.の存在を知った。初めてのミーティング参加を楽しみにしていたことを覚えている。私と同じような，窃盗の問題を持つ人々がいることを知ったことが私の希望になった。ミーティングに通うようになって数年し，私は変わった。自分が強くなったと感じた。まだやらなければいけないことはあるが，長い間努力してきたのだ。多くのことも経験した：薬の変更，結婚生活の問題，最近31歳になる娘が死んだこと。グループに通うようになって多くのことを学んだ。それでもまた3回逮捕され，それ以外にも2回万引きした

ことを覚えているが，盗む回数は減った。何か大きな問題が人生に起こると，たとえそれがいいことであっても，問題が再発するようだ。私は孫が生まれた後にも一度，盗んでいる。

夫は私を支援してくれるが，私たちの間にはまだ問題がある。ここ数年，彼は私を毎週行われるC.A.S.A.のミーティングにほぼ毎回，連れて行ってくれる。私は時々自分でも運転する。彼は理解しようとし，ミーティングを聞くことで多くを学んだが，まだ私を信じてくれていないと思う。夫は，物を買ってきたり，一緒に店に来てくれるといった形でも私をサポートしてくれる。未だに地下室のものを捨てろとプレッシャーをかけてくるが。彼には，私は頑張ってやっている，と言っている。彼は私のしていることや，片づけの進捗具合に注意していない。

トムの談話

万引き者の夫であることは，とてもやりがいのあることでした。私たちはただ，とても違っていました。自分のために人生を過ごしていたのはずいぶん前のことです。彼女の行いをまだ完全に理解したわけではないですが，私はグループに参加して多くのことを学び，万引きの持つ依存症的な側面を知りました。

サンドラと私は違った人種であると思います。私は問題があると感じたらそれをオープンにし，それに取り組み，前に進みます。彼女はまだ問題を持っていることについて話します。終わりはありません。私はその問題が何かさえ知りません。彼女がまだ秘密を持っているかどうかもわかりません。私はただ，彼女に関するすべてのことを受け入れるのです。彼女がとてつもなく恐ろしいことをするとは思えません。もちろん，人を殺したりしたとしたら話は別ですが。彼女と結婚したとき，私

は結婚の誓いをしました——健やかなるときも病めるときも彼女のそばにいると。私は誓いを信じています。私たちが経験したようなことを経て、まだ彼女のそばにいられる男性はそう多くはないでしょう。辛い経験です。

最も辛いことの一つは、引退してから自由な時間が増えて、世界中を旅することができるかもしれないと期待していたことです。でも私は怖いのです。私が彼女の横にいるときでさえも彼女が万引きするのではないかと思ってしまう。私はそれが他の国で起きてしまうのが怖いのです。どんな罰が課されるかわからない。怖い話をたくさん聞きました。何か切り抜けることができないような困難な状況に陥りたくはないのです。

私はまた、妻が時々階上まで溢れてくる、地下室に溜め込んでいるものを整理しないことにイライラしています。私はがらくたの山が好きではないです。家の中を歩き回れる状態が好きだし、座ったり、食事をしたり、物を置いたりするスペースがあるのが好きです。でも私は家を出て行こうとは考えていません。人々が多くの不平を言い、隣の芝は青いと言うのを聞いたことがあると思いますが、普通、実際にはそんなことはありません。私は、持っているものに感謝し、人生の中で意味のあることに感謝しようとしています。

考　察

サンドラは幼少期に多くの喪失と変化を体験した。5歳で養子に出され、その後ある女の子に気に入られるためにキャンディーを盗んだことを話した。おそらく彼女は自分に何か悪いところがあり、そのために養子に出されたのだと感じたのではないか。

12歳で性的な暴行を受けたことは，恥ずかしさと罪悪感と自尊心の低さを悪化させた。純潔は奪われ，彼女は犯人から20ドル与えられたが，母親に見つけられたとき，彼女はその金が自分のものではないと言った。だから，彼女は残りの人生で，彼女から奪われた何かを取り戻す試みを繰り返しているように思う。結婚生活で金銭的にも心情的にも苦労したことはストレスと葛藤を作り出し，不幸なことに彼女はそれを解決できるような安心感を感じることがなかった。

回復へのステップ

- 継続し，定期的にC.A.S.A.に参加すること
- 継続的に精神科に通い治療や援助を受けること
- 少しずつ，うまく自己主張できるようになること（特に結婚生活において）
- より謙虚になり，家族からの支援，社会からの支援を求める能力を高めること

再発の危険なサイン

- 薬剤が合わないことはうつや躁状態を引き起こす
- 夫へのコントロールの効かない怒り，不信感
- 最近の娘の死去に伴う悲嘆
- 暴行を受けたことを繰り返し思い出すこと
- 自身が苦しみを和らげる方法を知らない小さな少女であるかのように繰り返し感じること

あなたは，サンドラの，あるいはトムの物語のどの部分が自分と一番近いと思っただろうか？

第Ⅱ部
考慮すべきこと

5

人が万引きする理由のトップ10

1. 悲嘆と喪失，その空虚感を埋めるため
2. 怒り／人生は不公平だという感覚，それを取り返すため／人生を正しいものにするため
3. うつから抜け出し，元気を出すため
4. 不安をなだめるため
5. 承認／競争して，自分の居場所を割り当てるため
6. パワー／コントロールする，喪失感や無力感をカバーするため
7. 退屈／興奮，瀬戸際の中で生きるため
8. 恥／低い自尊心，気を紛らわせ，何かで気持ちよくなるため
9. 権利／見返り，自分が明け渡したものの埋め合わせをするため
10. 抵抗／儀式，自分のアイデンティティに参入するため

 上記理由については第Ⅰ部に載せたケースで触れられていたので，ここでは詳しく解説しない。それぞれの理由をそれぞれの物語の該当部分と照らし合わせてほしい。

6 クレプトマニアと嗜癖的・強迫的盗み／万引きとの比較

クレプトマニア（DSM-Ⅳ-TR）	嗜癖的・強迫的盗み
盗む**衝動**に抵抗するのに繰り返し失敗していること。それは個人的利用やお金に変える**必要のないもの**で，あらかじめ考えられたものではない	盗みたいという**嗜癖的・強迫的**渇望に抵抗するのに繰り返し失敗していること。盗んだ物は**使われ**，盗みはあらかじめ考えられている
盗みの**直前**に緊張が高まる	一般的にすでに**常在する**緊張
盗んだときあるいは盗みの**最中**の喜び，あるいは安堵	一般的に盗みが成功した**すぐ後**に喜び，あるいは安堵
盗みは復讐の怒りの表現**ではない**	一般的に盗みは怒りの行動化手段，あるいは人生を公平にするための行動**である**
盗みの行為は行為障害や反社会性パーソナリティ障害のためではない	同左。一般的にほとんどの人々は正直で，法に従順

7

クレプトマニアか，あるいは万引き嗜癖か？

　前にも述べたように，クレプトマニアは比較的まれな病状である。マルカス・ゴールドマン博士はその著書『クレプトマニア』で，1,000人中6人が該当するかもしれないと述べている。Shoplifters Alternative［訳注：万引き代替。万引きについて知り，万引きをやめるための支持的プログラムのこと。National Association for Shoplifting Prevention（NASP）による教育プログラムで，世界の多くの裁判所で活用されている］のピーター・バーリン［訳注：Peter Berlinは小売業でのセキュリティ担当やロスプリベンション担当業務を通じ，万引き犯の逮捕から聴取，起訴までを担当していた。人々の生活を改善し小売業界の問題を軽減するための最初の全国組織として，非営利団体 Shoplifters Anonymous（現 National Association for Shoplifting Prevention, NASP）を設立し，万引きの継続的研究を行う教育リハビリテーションプログラムやセルフヘルプグループを提供している（http://www.shopliftingprevention.org/）］は，11人の万引き者中1人がクレプトマニアだと主張し，万引き者の半数以上がある段階で万引きが癖になっていたと述べている。ゴールドマン博士によるとクレプトマニアの80％が女性で，発症の平均年齢は20歳である。Shoplifters Alternative のコースを実践している人々における統計では男性と女性は同じくらいの率で万引きしている。

クレプトマニアは衝動制御障害である。私たちが自助グループで出会うのは，盗み――主に万引き――だが，多くは嗜癖的・強迫的な性質のものである。

　衝動的行動と嗜癖的・強迫的な行動との間の差異は何なのか？　その答えはタイミングである。嗜癖は衝動的行動として始まる。私が万引きした最初の2，3回は衝動的，自然発生的で，無計画の行動だった。私は急に起こる盗みへの衝動に駆られ，実行し，そしてそれは価値あるものとして記憶された；悩みの軽減，突進，静けさ，力である。しかし時が経つにつれ，盗むことを強迫的に考えている自分に気がついた。しばしば私は葛藤し，そうしないでおこうと心に誓った。しばらく経つと，心の中の議論が普通に起こってくる。そしてある時点で衝動がすごく強くなるか，欲望が高まってくる。私はその考えや感情に負けてしまい，万引きをする。

　店にいるか，誰かの家にいる，あるいは事務所にいて突然何かを盗りたくなる，あらかじめ計画されていない衝動を感じる古典的クレプトマニアと違い，私は自分がしたことを自覚していた。私は意識的に店に行き，盗った。私は何を盗りたいか，常に目的があったわけではない。しかし一般的に，私は何か考えていた。時々私が万引きしようとするものを正確にわかっていた。私はただで失敬することにとらわれていたのだ。

　古典的クレプトマニアは，不安を感じ始めると物を盗る。そのうち盗みがアドレナリン放出を誘発し，それが不安への対処だと発見していく。クレプトマニアは不安がその行動の基礎となっていたとすると，嗜癖的・強迫的万引き者はうつや怒りの結果，物を盗むようになる。

　初めてグループに来るほとんどのC.A.S.A.のメンバーは，抑うつ状態であるか怒っている。彼らは，感情と現実との帳尻合わせの方便とし

て万引きをしてきた。彼らは万引きすることによってこれらの感情を麻痺させ，薬物依存者が薬物を使うのと同じやり方でこれらの感情を乗り越える。なお，ほとんどの万引き嗜癖者はクレプトマニアのように，盗みのそのときに満足感・充実感を感じることは滅多にない。私は店を去り，車に乗るまでその感情は来なかった。家に着くとやっと十分に気分が高揚したものだ。盗もうと準備すると私は静けさを感じる。また注意を集中し，盗みの最中は少しぞくぞくするが，通常自分の気持ちを店を出るまでコントロールしていた。そして私は独特の安心，満足，興奮，緊張，あるいは驚きの混ざった気持ちを感じていた。しかし，しばらくすると，罪悪感とうつ気分が起こってきて，がっくり来るか，失望した。

　古典的クレプトマニアでは，――盗みが衝動的性質から起こるためでもあるが――，典型的には盗んだものは使わない，あるいは盗る必要のないものを盗り，しばしば捨てたり，溜め込んだりする。クレプトマニアは，彼らが使うことができない，例えばサイズの合わない靴や衣類，あるいは何百本のペンなど同じものを溜め込む。万引き嗜癖者と似ているのは，クレプトマニアでも盗むものの価値や盗むもの自体よりも，盗む行為によって生じる感情のために盗むということだ。例えば不安を鎮めるために。
　私が使わないものを万引きしたことも，時々あったことは認めよう。しかし盗みのときには，私はいつも盗んだものは使うつもりだった。たいてい音楽カセット，本，食べ物，化粧品，そしてちょっとした雑貨を万引きした。私は溜め込むつもりはなかったが，そうなった。時々「収集」した。万引きを始めたばかりの頃アメコミに夢中になったように，私はカセットテープ・コレクションを自分の洋服ダンスで一番上の棚に作った。それは私の万引き神社のようなものだった。
　私は，怒りと，人生で騙されていたという感情，あるいは人生は不公

平だという思いを根本的に持っていた。物品の集積が私にタダで価値あるものを得ているという気持ちにさせ，公平さの秤を水平に戻し，バランスをとっているように感じさせた。これは単なる貪欲と呼ぶ人もいるだろう。

　私は，どれほど持っていてもこれでよしとは思えず，また他の人たちの思いなどは頭からなかったのだ。これはつまり，他の人々が当然得られるべき報酬等を妨げる結果となる。それは私の知ったことではなかった。私は，万引きしたどんな商品も他の人から横取りしようとしたわけではなかった。店は，名前もなく，顔もない存在だ。でも商店はそもそも欲ばりだ。私は，富裕層から貧困層に，あるいは自分自身に与えるために盗むロビン・フッドではなかった。お金の問題ではなかった。私は，自分に欠けているもの，そして私から奪い取られた何でもを象徴的に奪い返す必要性，底なし沼を埋めようとする以上のことを求めていたわけではないのだ。

　このことは，盗んだものが私にとって何の意味もないことを示すのではない。何の意味もなければ，盗んだ後にすぐに捨てていただろう。盗んだものを返さなくてはいけないという苦痛を，回復について必要な部分として感じていたわけでもない。万引き嗜癖は独特なものだ。盗みという行為で気分をよくしただけでなく，成果を残す報酬としての品物さえも手に入れたわけだ。アルコール，薬物，食物，そしてセックス依存の場合には，このよい気分の後にはただその記憶が残るだけである。物質的，あるいは身体的なしるしや記念品が残るわけではない。

　万引きしてその品物を捨てるのであれば，それは商店を通じて復讐という私のニーズを満たすかもしれないが，私の奥深くに根差した怒りの源というわけではなかった。しかし，私は盗みを重要だと感じる必要があった。そのイチかバチかの賭けは，——そんなことやめたほうがいいのかどうかは置いておいて——私の身体に出るほとんどのアドレナリンの源だったのだ。盗みがもたらす感情は，私が追いかけているもの

だった。しかし私の高まる気持ちは，私にとって価値ある何かを手放すと強まるのだった。私は楽しんだし，万引きしたものを享受して，恩恵を受けていた。だがそれらはほどなくその意義を失って，私は次の物を盗みにかかっていた。

　万引き嗜癖は，ギャンブル嗜癖と本当に類似している。病的ギャンブラーにとって，お金は成功したギャンブルの目安だ。ちょうど物をくすねとげたこと，そして捕まらなかったことが「成功した」万引き者であるように。お金の問題ではない。それは感情の問題だ，ぎりぎりを生きることが快感なのだ。もちろん金銭的にもよいことだ，成功した場合には使うこともできる。でも金銭的必要以上に何度もそのギャンブルに舞い戻る。決して終わらない。十分だということは決してない。突進をまた追い続ける。どこまでも。

8 DSM-Ⅳにおける万引き嗜癖を含むケースについて

　ウィル・カップチック博士は，彼の著書『なぜ正直な人々が万引きや他の盗みの行動をとってしまうのか？』の中で，クレプトマニア以外にも盗みに関係すると認められる精神疾患の存在が認識される必要があると異議を唱えている。カップチック博士は，盗む人たちに少なくとも3つのカテゴリーがあるとしている。典型的窃盗犯罪者，非典型窃盗犯罪者，そして典型と非典型両方を示す混在型窃盗犯罪者である。クレプトマニアは非典型窃盗犯罪者に分類される。一般窃盗犯，あるいは薬物依存者は，欲しいものを盗んで得たり，薬を手に入れたりするため，多くは典型的な窃盗犯罪者になる。嗜癖的万引き者は，非典型，あるいは混在型のカテゴリーに入ることになるだろう。典型的犯罪者は，主に必要，貪欲さからプロとして盗む。あるいは良心を欠き，道徳心もないために盗む。非典型窃盗犯罪者は事情が変われば，正直で，法律を受け止める人で，根底にある情緒的問題，あるいは葛藤に反応して盗む。典型・非典型混在型窃盗犯罪者は，両方の特徴を併せ持つかもしれない。

　私はさらに論を進めて，盗み，特に万引きを潜在的に嗜癖的・強迫的行為であり，回復プログラムが治療・処遇の大切な部分でなければならないものだと考えている。ギャンブル嗜癖と同じく，万引き嗜癖はネガティブな影響があるにもかかわらず反復行動として特徴づけられる。そ

れはコントロールが難しくなり，共通する"離脱症状"がある。例えば，とらわれ，不安，抑うつ，そしてとげとげしさである。

　ほとんどの人々は怒りから万引きする。しかしそれは怒りの問題が解決されれば，怒りから盗ることはなくなる。そうなるには何年もかかることがあるが，万引きを永遠にやめられる。私の経験では，怒りの問題を解決すれば万引きは減るが，必ずしも終わらせることはできないだろう。私はこの現象を他の多くの人たちにおいても目の当たりにしている。一旦嗜癖に陥ったら，特定の考え，感情，出来事，あるいは状況に自動的，あるいは習慣的に反応してしまうのだ。日常的なフラストレーションを感じると，ほとんどが再発への引き金を引かれた危ない状態になる。その行動をやめるためには，認知行動的なよい調整を続けることである。

　その逆方向的働きかけもまた有効である。万引きはその行動の源へ働きかけを始め，正常な考え方にその人を回帰させれば，少なくなるか，なくなるはずだ。リカバリー・グループは，まず万引き行動を減らすか，やめるのに必要な支援を提供するのに非常に効果的である。また人生の混沌を最小限にし，何らかの管理ができるように長期的にサポートする。そのため潜在していた課題が特定でき，ついには解決可能となる。回復は，成長，自尊心の再構築，自己敗北的パターンへの気づき，そして再発を減少させるというひとつづきの文脈を提供する。

　困った人々が必要な助けを受けることができ，そしてそれを他の人に伝えることもできるグループがもっと必要である。不幸なことに，万引きにまつわる恥は大変に大きいもので，こうした動きが広まっていくためには長い年月がかかるかもしれない。

9

C.A.S.A.（無名の病的窃盗者たち）からの調査結果について

　1992年12月～2003年6月までにデトロイトでC.A.S.A.に参加してくれた700人の主な調査結果に基づく，私の評価を以下に示す。

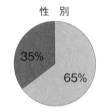

性　別

65％：女性，35％：男性

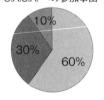

C.A.S.A.への参加事由

60％：裁判所からの指令により参加
30％：逮捕され，拘束解放後に参加（裁判所指令を受ける前）
10％：自発的参加

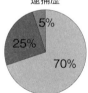

逮捕歴

70％：複数回，25％：1回，5％：逮捕歴なし

初犯時年齢

70％：10歳未満，20％：10歳代，10％：成人後

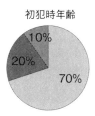

万引きの頻度

25％：ほぼ毎日万引きすると報告
40％：週に少なくとも1回の万引きを報告
20％：月に少なくとも1回の万引きを報告
10％：年に1回程度の万引きを報告
5％：万引きは1回だけと報告

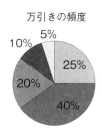

その他

30％：他の嗜癖（摂食，アルコール・薬物，ギャンブル）も報告
50％：共依存的（他の人に依存する傾向を有する人）
70％：万引きに重度の恥の気持ちを抱く
70％：うつおよび／あるいは不安で苦しむと報告
30％：現在カウンセリングを受けている
50％：過去カウンセリングを受けたことがある
35％：何らかの薬物療法を受けている

25％：C.A.S.A.に1年以上参加（万引きは事実上止まっている）
50％：C.A.S.A.に6カ月〜1年参加（万引きはかなり減少）
20％：C.A.S.A.に6カ月未満参加（万引きは減っている）
5％：C.A.S.A.に1回だけしか参加しなかった

10 万引きする人の7分類

1. 職業窃盗者
2. 薬物とギャンブル嗜癖の合併窃盗者
3. 貧困起因型窃盗者
4. スリル追求型窃盗者
5. ぼんやり状態型窃盗者
6. クレプトマニア型窃盗者
7. 嗜癖的・強迫的窃盗者

1．職業窃盗者（儲け／貪欲さ／ライフ・スタイル／仕事として，盗む人たち）

　この群が窃盗者全体の5％を構成すると私は推測する。しかし，彼らは大きな損害を商店に与えている。彼らがやるときには徹底的にやるからだ。万引きによる損失全体の20％は彼らによるものだと推測する。

職業窃盗者とはどんな人たちなのか？
・高価，あるいは「最高級の」品を盗もうとする。
・一度に多くの品物を盗もうとする。
・仲間を探す（万引き者の"連中"の一部である）。
・1, 2回逮捕歴があるか, 逮捕歴はないか（計画がよく練られている）。

- 数回，あるいはそれ以上の逮捕歴がある場合もある（盗みの回数が多く，職業として盗む人は捕まった後もやめない。逮捕はその商売をするコストと位置づけるのだ）。
- 店，事務所，家を襲う悪質な犯罪歴がある人もいる（強盗，住居侵入，詐欺）。
- セキュリティー・システムを逃れるためのものを持っていることがある（はさみ，オーバーコート，広げられる衣類など）。
- 逮捕に抵抗するか，店の敷地から逃亡を企てることが多い。
- 感情的，あるいは後悔のそぶりを見せない（クールで物静か）。
- 質問には答えない，自分のことについてほとんど話さない。
- 通常未婚（ライフスタイルについての疑念を避けるため）。
- 通常不完全就業で，万引きがフルタイムの仕事になっているかもしれない。
- 性別は問わない。
- 同時に薬物嗜癖，あるいはギャンブル嗜癖である可能性がある。

注：職業窃盗者は，C.A.S.A.，あるいは治療には基本的には適さない。このタイプの窃盗者は治療が難しく，良心に乏しく，深く根差した物質偏重主義のパーソナリティ障害をもっている可能性がある。C.A.S.A.ではこれまで数人の職業窃盗者を受け入れた経験があるが，彼らは後悔，洞察，そして万引きの負の結果，認識に欠け，グループを混乱させる可能性がある。つまり彼らは変化を望んでいない。自分の万引きを美化したり，自慢したりもする。そして万引きを選択とみなし，嗜癖とは考えず，捕まったのは不注意，あるいは運が悪かったと受け止める。

2. 薬物とギャンブル嗜癖の合併窃盗者（根底にある嗜癖を続けるために盗む人々）

全万引き者の5％をこれらの人たちが占めると私は推測するが，これ

らの人々は万引きの頻度と，盗んだものの価値の大きさゆえに，商店の損失にはるかに大きな損失を与えている。これらの嗜癖者は，万引きして商品を売り，薬物・アルコールを得る資金を調達したり，借金を払ったり，ギャンブルにつぎ込むために，より多額の資金を得たりするのだ。これらの人々はその根底にある嗜癖が治療されないなら，万引きを続けるだろう。

嗜癖に根ざした窃盗者とはどんな人たちなのか？
・高額，あるいは「最高級品」を盗もうと計画する。
・他の窃盗で，あるいは悪質犯罪で以前に逮捕されている。
・万引きで繰り返し逮捕されていることが多い（嗜癖が直感や周囲状況の認知に影響するため，職業的窃盗者ほど注意深くなく，洗練されてもいない）。
・外見に特徴がある。病的な感じがしたり，イライラしていたり，髪が梳かされていず，くしゃくしゃだったりする。ハイな感じがするか，機嫌が悪いか。
・逮捕の際，薬物や，薬物使用道具一式を持っている。
・ギャンブル嗜癖のサインがある（くじの券，カジノのチップ，賭けの用紙を持っている）。
・薬物乱用歴がある（逮捕，あるいは治療歴）。
・逮捕・投獄を恐れているか，嗜癖状態のために，逮捕に抵抗するか，店から逃げようとすることが多い。
・不完全就業下にあるか，お金を稼ぐ正規の方法がない。
・質問に答えず，自分についてほとんどしゃべらない。

注：このタイプの窃盗者は，基本的に C.A.S.A. 参加，あるいは伝統的個人カウンセリングには適さない。根底にある嗜癖がおさまるまで，より集中的な嗜癖治療が必要だろう。薬物，そしてギャンブル嗜癖を治療することが緊

急課題である。自殺，事故，過量服薬，そして殺人，すべてがまったくの現実として，これらの嗜癖の結果起こってしまうのだ。C.A.S.A.では多くの，過去にはそうだったが現在は回復中の薬物あるいはアルコール依存症者を経験してきた。彼らは，自分の習慣を続けるために万引きをしてきたと告白してきた。多くの人が薬物，あるいは飲酒をやめたとき，万引きにはまっている自分に気がついたと述べている。

3．貧困起因型窃盗者（実際に，あるいは想定される経済的必要性のために盗む人々）

　万引き者の5％がこのカテゴリーに入ると私は推測する。しかし，経済的理由はけっして万引きの言い訳にはできない。いくらその人が困難で苦しんでいたとしても。このタイプの人は，自分，家族やその他の人たちを助ける生存本能のために万引きをしてしまう。この5％という数字は，失業率や経済の状態により変動する。

　経済的必要性と生存のためにすると考えられる窃盗者とはどんな人たちなのか？
・高価ではないものを盗る。
・必需品を盗る（食品，おむつ，化粧品，子どもの衣服，薬など）。
・不完全就業者か無職，最近解雇された人。
・たいていは子どもがいる。
・普通おびえていたり，あるいは後悔している。
・着衣，あるいは衛生状態が貧困さを表す。
・最近，喪失経験をした可能性（転居，離婚，死別，病気）。

　注：貧困に起因する窃盗者には，C.A.S.A.参加は理想的ではない。また伝統的カウンセリングもそうである。その人が生存していくために万引きするのが必要と思い，続けるかもしれないからだ。社会福祉部門につなげるのが

一番いいだろう。しかし，C.A.S.A.,あるいはカウンセリングはそのような人たちに自分の気持ちをはきだす場所を提供することで助けになるかもしれない。そして自分たちの状況についての健康的な対処技能と，またさらに創造的で合法的な収支を合わせる方法を学ぶ場にしてほしい。

4. スリル追求型窃盗者（興奮のため，挑戦，あるいは仲間のプレッシャーから盗む人たち）

　この群は万引き者全体の5％を占めると私は推測する。この群には嗜癖に移行する前の10代の人たちが含まれる。これが前段階になっている。10代の人は他のカテゴリーに入る場合もある。この群には，怒り，うつ，喪失，不安からではなく，退屈や仲間からのプレッシャーから万引きするという，スリル追求型行動パターンをとる大人も含まれる。

　スリル，あるいは挑戦による窃盗者とはどんな人たちなのか？
- 10代が多い。
- 反逆，仲間に合わせるためのプレッシャー，退屈により動機づけられる。
- 万引きは，しばしば若い人たちのグループで行われる。
- 盗品は，通常高価なものではない。
- 他の危険な行動も行っている（喫煙，薬物，暴走，セックス）。
- 学校でも問題がある子が多い。
- 衝動的で注意欠陥多動性障害（ADHD）をもっている子も多い。

　注：このタイプの人々は万引きが提供するアドレナリン放出に嗜癖する。C.A.S.A.は彼らに万引きの負の結果（逮捕，他人からの信用を失う，自尊心を低める）を強調することで，援助することに成功してきた。そして，より安全で合法的方法でスリルを得ることを教えている。

5. ぼんやり状態型窃盗者（本当に忘れてしまう人たち）

　事故は時々起こるものだ。この群は，万引き者全体のせいぜい1％程度と私は推測する。忘れっぽさは，器質的な状態によりもたらされる——アルツハイマー型認知症，てんかん発作，パニック障害，あるいは多忙な生活の際など。ほとんどの商店と法廷では，"まったくの"事故として起こってしまった万引きについて，これまで懐疑的であった。ほとんどの場合，万引きという犯罪は盗品が隠されたときに起こるもので，商品を持って店を出るときには起きない。

　事故，あるいは本当にぼんやり状態の窃盗者とはどんな人たちなのか？
・アルツハイマー型認知症の症状があるか，てんかん発作，あるいはパニック障害の既往歴がある。
・年配の人たちである。
・ほとんど，あるいは多くの商品の支払いをしている。
・隠そうとする努力をしていない。
・捕まったときに心から驚いている。
・一つの商品だけ盗んでいるか，全部支払っていないか。

　注：C.A.S.A.は，基本的にはこの群の人々には適さない。でも過去に数人が裁判所命令で来て，スクリーニングが必要とのことで参加した。これらの人々は，カウンセリングとさらなる支援や援助が必要なのだろう。

6. クレプトマニア型窃盗者（理由もなく，衝動的に盗む人たち）

　この群は万引きする人の1％を占めると推測する。クレプトマニアはまれな衝動制御障害で，ほとんどが20歳以上の女性である。盗品は通常捨てられる，あるいは使うことができないものを盗る（サイズの合わ

ない服，同じ種類をたくさん盗る）。

クレプトマニア型窃盗者とはどんな人たちなのか？
・女性で，通常20歳以上。
・緊張，あるいは不安の兆候を示している。
・一般的に高価ではないものを盗む。
・その人には必要ない，使わないものを盗む（サイズの合わない靴，あるいは服，同じものをたくさん）。
・レジ近くの商品を盗む（会計を待っているときに不安が高まるからかもしれない）。
・次のような言い訳がされる：「それを盗ったのを覚えていない」，あるいは「なぜ盗ったのかわからない」。
・複数回逮捕されている。
・治療を受けている証明，そしてあるいは特に不安か，強迫性障害の薬物療法を受けている。
・逮捕されたときの怒りの反応の欠如。

注：心理療法と薬物療法がクレプトマニアにとって最良の方法である。C.A.S.A.の対象はクレプトマニアも含むが，盗みに嗜癖している人やリカバリー・プログラムから利益を得る人たちには，より適している。C.A.S.A.に参加する多くのメンバーに，クレプトマニアのいくつかの特徴がみられる。時々衝動的に盗む，必要のない品物を盗む，そして溜め込みである。しかし，C.A.S.A.メンバーのほとんどが，以下の点でクレプトマニアとは異なる；すなわち，頻度，強迫的な感情，盗みの計画が先行すること。そして万引き／盗みの開始や継続に，根底にある顕著な怒りが関係すること。

C.A.S.A.はまだ少数の古典的クレプトマニアしか経験しておらず，多くの人にはクレプトマニアのいくつかの徴候はあるが，すべての徴候はない人が多い。C.A.S.A.は，他人と話すこと／他人の話を聞くこと，ストレスや不安

の減少とそれらへの対策についてアイデアを得ることを通じ，恥の感情を減らして，回復の手助けとなるかもしれない。

7. 嗜癖的・強迫的窃盗者（行動化し，とりつかれた人々）

　この群は万引き者の78％近くを占めると推測する。商店における，外部からの損害の半分を占めている。

　嗜癖的・強迫的窃盗者とはどんな人たちなのか？
- 頻回の逮捕歴がある（しばしば短い期間の間にみられる。それは万引きについてのコントロール欠如を示唆している）。
- 過去の逮捕歴がない（ちょうど嗜癖になってきた場合か，初めて捕まったか）。
- 経済的動機は除外される（万引きしたものは買えるし，しばしば逮捕のときに金銭を所持している）。
- 通常高価でないものを盗む。
- 盗んだものは使われるか，他人に贈り物として与えられる。
- 多く，あるいはほとんどの商品は逮捕時に支払いをされる。
- 罪悪感，恥，あるいは悔いの感情（涙，あるいは恐れ）をもっている。
- 逮捕に関して，他のことも明らかにされる恐怖（秘密）をもっている。
- これまで盗んだ商品の弁済をする。
- 重大な個人的問題，あるいは人生上の情緒的ストレスがある（特に喪失，あるいは変化）。
- 他の嗜癖の存在：薬物／アルコール／ギャンブル等。
- 世話好き／共依存の共通した傾向がある（蓄積された怒り，他人への余計な心配と自分の万引きへの逮捕で，気持ちが動揺することの

心配)。
・行動への洞察欠如，麻痺。
・治療を受けているか，抗うつ薬を服用中である。

注：心理療法とC.A.S.A.がこの群の人には最も適している。C.A.S.A.は万引き，あるいは盗みを生活上のストレスへの対処，感情を麻痺させるため，そしてうつを晴らすためにやっている人々のためのグループである。C.A.S.A.は恥の感情を減らし，行動を説明できるように強調し，人々に洞察を与え，その一方で彼らの行動を変え，人生にどう向き合うかを学ぶ手助けをするのだ。特に怒りやうつに対応させる。

11

逮捕されるとどうなるか：知っておくべきこと

　たいていの人にとって最初の逮捕は，全身へのショックとして体験される。私の初体験は恐怖と屈辱以外の何物でもなかった。自分が，あたかも小さなボールのように縮んでしまったと感じたことを憶えている。その店の経営者は手荒く，意地悪だった。彼女は私をひっ捕まえ，罵倒した。この先自分に何が起こるかわからないそれからの数分──拘置所に行かないといけないのか，警察の車で連行されるのか──は断腸の思いだった。自分が手錠をかけられ，世の人々に見せしめに連れ出されるのかを心配した。

　C.A.S.A. に参加するほとんどの人々は同じような話をする。多くの人が自分のことを生涯で最もひどい犠牲者のように感じ，実際に彼らが店の従業員，警察官，裁判官，保護観察官，そして彼らの弁護士からさえも受けたひどい扱いに焦点を当てがちになる（「弁護士は私に同情していない」，「僕からたくさんお金を取っていくだけだ」など）。しばしば，逮捕されたことが，さらに万引き者の根底にある怒りを焚きつけたり，あるいは不公平だという感じ方を増幅させる。この不公平さはどこで終わるのだろうか？

　引き続く逮捕と公判予定は，繰り返された法律違反へのさらに厳しい処罰を受けることへの恐怖を引き起こす。私は，最終判決を待つ間の，自分はもう社会の一員として扱われることがないのではないかという不

安な気持ちについて，C.A.S.A.で聞いてきた数えきれないほどの物語を語ることができる。多くの人にとって，こういうことが1年以上続くのだ。

　私は，良い弁護人，あるいは最低限でも国選弁護人に依頼することを強く勧める。私が万引きで捕まった2回とも（1986年と1990年），私は有罪を認め，どちらのケースでも争うつもりはなかったのだが，弁護士がいたことでうれしかった。弁護士がつくことで夜はよく眠れ，両方の裁判の日にもあまり不安になることはなかった。そしてほどほどの司法取引ができた。そこでの私は不当な処罰を受ける代わりに，まずまずの結果が得られたと感じた。2回目の裁判を担当してくれた弁護士は，私の心理療法士からの手紙を判事に提出してくれた。それは私が自分のために自分自身でできたことよりもいい方法だった。

　これまで逮捕されたことがなく，これから法的手続きが取られて，どう対応していいのかわからないと感じられる人々のために，通常の犯罪手続きとなるステップを以下に示す。

1. 待機

　待機とは，逮捕後正式に起訴されるか否かの決定を待つことである（その通知は通常警察より郵便，あるいは電話で伝えられる）。この期間は1週間から数カ月かかることがあり，この間に警察はその地方の検察官に証拠を示し，起訴するに十分な証拠があるかどうかをその検察官が決める。

2. 予備審問

　重罪案件についての予備審問，あるいは軽罪案件についての罪状認否手続きがある。重罪は懲役1年以上で罰せられる法律違反であり，軽罪

は1年未満で罰せられるものである。万引き，あるいはしばしば言われるところの小売詐欺については，州法によって変わる。ミシガン州では，商品価値がいくらであっても2回目の小売詐欺，あるいは1回目であっても1,000ドルを超えるものは重罪とみなされる場合がある。それを下回るものは軽罪と取り扱われる。価札を変える，あるいは付け替える，不誠実な返品，そして店におけるその他の詐欺は小売詐欺として罰せられる可能性がある。

予備審問では，最初の証人たちが呼ばれて（店の警備員，警察官など），違法行為と逮捕の詳細について証言するよう指示される。被疑者によって犯罪がなされたという合理的疑いがあると裁判官が判断できるようにするためだ。これは公判手続ではなく，合理的な疑いの余地なしに有罪になるなどの立証は要求されない。

被告人の弁護人は予備審問を放棄することができるし，あるいは予備審問を聞かせてその中で証人たちに詳しく反対尋問をすることができる。証人が出頭しないか，被告人に不利な証言と証拠が無価値と裁判官が判断すると，予備審問の結論として容疑は否定されることになるであろう。予備審問が放棄されるか，開かれて，犯罪についての合理的な嫌疑があると裁判官が判断した場合には，この事案は巡回裁判所へ回付されて，罪状認否手続きに上げられる。

3. 罪状認否手続き

重罪の場合は巡回裁判所で，軽罪の場合は地方裁判所でこの手続きが開かれるが，この段階で，公式の容認事実が朗読され，有罪または無罪の最初の申し立て，黙秘，あるいは無答弁などの対応が行われる。また，裁判所が指定した弁護人をつけることを要求したり，弁護人を雇うのに時間をかける段階である。もし有罪の申し立てがこの段階で行われると，すぐに刑の言い渡しが行われることもあるが，よく起きるのは，

保護観察所にこの案件を委託し，判決前の取り調べ，あるいは問診をして，判事の量刑判断を待つことだ。

4. 公判前手続き

　公判前手続きとは，司法取引，または各種申し立てを行うための段階である。これは罪状認否手続きで無罪申し立てがなされた後，通常1～2カ月かかる。この公判前手続きに際し，有罪申し立てがなされると，直ちに判決が下りるか，保護観察部門に委託され，再度問診がなされる。

5. 審理

　審理の日程（裁判官，または陪審による審理）は通常公判前手続きの1カ月か2カ月後である。有罪の申し立てがまたこの日に行われるかもしれない。

6. 判決の言い渡し

　裁判官が判決を言い渡す日は，有罪申し立ての後か，審理で有罪判決が出た後である。時々，有罪答弁か有罪判決の後に判決の言い渡しが行われる——通常は初めての犯罪の場合である。しかし，しばしば取り調べが要求される。その取り調べは直ちにか，1カ月以内に行われる。公式の判決申し渡しは，通常取り調べの後1カ月以内に行われる。

7. 保護観察

　収監される代わりに——あるいは収監後——，ほとんどの万引き者

は保護観察下に置かれる。これには期間が定められており，通常6カ月〜2年である。保護観察は，保護観察官に報告を義務づけられる場合とそうされない場合がある。保護観察処分には，罰金や訴訟費用，コミュニティー・サービス，カウンセリングを受けること，教育的グループ，サポート・グループ，あるいは他に裁判官が命じたプログラムに参加すること，ないしは電子つなぎ鎖の装着を命ぜられることもある。保護観察のいかなる規定も，もし破られると（新たに逮捕される，罰金を払わない，約束の日に姿を現さないなど），保護観察の期間を延ばされることが多く，追加費用あるいは義務を課せられ，そしてそれらとともに，またはそれらなしで投獄される場合もある。

　現実的には自由を束縛拘束され，人生が保留にされているように感じるだろう。多くのC.A.S.A.メンバーが，裁判所に行くことがみじめで，誰か知っている人に会うのではないかと恐れていたことを話していた。屈辱は私たちが払う代償の一部である。

　メンバーの中には自分たちの逮捕，法廷での手続きの進み具合，あるいは保護観察官とのやり取りの詳細に注目する傾向の者もいる。彼らがいかに不公平に取り扱われたかをグループからサポートしてもらおうとしているように見える。彼らが自分たちの体験を訴え，ガス抜きをする必要性はわかるのだが——彼らにはそれが嗜癖であったとしても——，万引きをしたからこそ彼らをこの混乱に陥れたこの現状に焦点を当てることを促したい。そして怒りをどう処理していくかといった回復課題に焦点を当てることを促す。私たちは彼らを前に進ませ，このことから学び，いかにして同じ行動の繰り返しを避けるか，自分が不当に迫害されたと思い込む傾向にあることの認識を促していく。

　自分の人生がどうにもならなくなっていることを感じるのはいかに辛いかを私は知っている。もしあなたがこの本を読んでいて，現在司法手続きを待っている，あるいは保護観察が終わるのを待っているのであれば，どうか心に刻んでほしい。"このことは過ぎ去る"。それはいつか終

わる。そしてあなたの注意を，あなたが必要なことをしていくことに向け続けてほしい。裁判所／保護観察に姿を見せること。あなたの弁護人の言うことに耳を傾けること。そして本当の課題は，変えていくことを確実にするべくあなたの人生をどうしていくかであると覚えておいてほしい。あまりにひどく心配すると，それを達成するのは難しくなる。しかし，これがあなたのチャンスなのだ。深呼吸，祈り，黙想，運動，趣味，信頼できる人との分かち合いなど，その不安に対処する新しいやり方をやってみるのだ。そうすれば回復への道に入れるだろう。

8. 削除

　ほとんどの州では，軽罪，ときには重罪も，再犯なしに何年か経過すると――通常 5 年だが――，犯罪記録から削除されることが可能だ。しかしながら，司法当局は，常に過去にあった記録をいくらかは残しておくものだ。私は 1990 年に受けた小売詐欺の軽罪があったが，1996 年に削除された。

12

店を避ける方法

　逮捕された後でさえも，多くの万引き者たちは店を避けることに抵抗を示す。彼らの多くは，店に行かない生活なんてありえないというように行動する。多くの万引き者は回復初期においてでさえ，店に行かないという犠牲を払うことに気乗りしない。他人に助けを求めなければいけないことを恐れる人もいる——それは回復の一部なのだが。「普通に」生活を営むことができないのを認めることも嫌なのだ。買い物や万引きの問題を持っていない他の人々のように，自分が好きな店に出かけたり，入ったりするのができないことを認めたくないのだ。

　このジレンマに対してはこう言おう。「さあ，目を覚まして！」。回復初期には少なくとも弾倉から弾を出しておくだけでなく，銃そのものを手の届かないところへ置いておく必要がある。危なっかしい万引き者にとっては，店は銃のようなものだ。明確で単純だ。次のようなことわざがある；「床屋に入り込んでしまうと結局髪を切られるのだ」。

　また次のことも考えてほしい。
・回復中のアルコール依存症者は，バーや酒屋，そしてまだ回復していないアルコール依存症者を避ける。
・回復中の薬物依存症者は，まだ回復していない薬物依存症者や薬物が売られていたり，使われていたりする場所を避ける。

・回復中のギャンブル依存症者は，カジノ，抽選くじが売られている場所，そしてスポーツ賭博が問題になるスポーツ・イベントを避ける。
・回復中の摂食障害者は，とても食欲をそそる食品がある場所を避ける。
・回復中のセックス依存症者は，ポルノグラフィー，セックス・ショップ，売春婦がうろつく場所を避ける。
・回復中の買い物依存症者は，商店や他の引き金になるものを避ける。

　回復について真剣になり，少しでも前に進みたいとあなたは思っているだろうか？　自分の万引き嗜癖について無力であることを否認している人が多い。彼らは誘惑に抵抗できると考えている。実際，嗜癖者はどうやって自分が「ノー」と言うことができるか，特定の状況で自分の意思を行使することができるかを実演で示して，自己コントロールができていることを自分自身に確信させたいと望んでいる。

　あなたはこの駆け引きができる，だが本当の変化は期待しないことだ。あなたは回復早期に店に行き，そのときは盗らないかもしれない——そうしたいという衝動さえないかもしれない——，しかし，あなたが窃盗をしてしまうのは時間の問題なのだ。

　ほとんどの人々にとって買い物は必要なことで，店をすべて避けるのは難しい。しかし，回復は新しい選択，新しい対処技能，そして新しい生活スタイルを作り出すことなのである。私の場合，独身だったから，店を避けることが可能だったことが幸いした。他の人のために買い物に行く必要がなく，自分のために行く必要しかなかったからだ。また私は買い物，あるいはぶらついてお金を使うことが趣味ではなかったから，それが引き金になることはなかった。買い物依存症者で，店に行くことをやめてしまう，自分の生活を別の新しいものにすることで満たした人々を私は知っている。

回復とは，すべての嗜癖者にとって難しいことだ。事実上，私たちはいかに境界線を引くかを学ばないといけない。誘惑にさらされることになるからだ。

- 買い物依存症者は，ときに買い物をどうやってするかを学ぶ必要がある。
- 摂食障害者は，食べる必要がある。
- アルコール依存症者は，時々周りにアルコールがあるところにいることにさらされる。
- セックス依存症者は，事実上セックスをしたくなるだろう。
- 共依存者は，他人を助けたくなるだろう。
- 万引き嗜癖者は，ある時点で店に行くことが必要になる。

　私たちは退屈なとき，怒っているとき，寂しいとき，空虚なとき，あるいは落ち込んだときにどう過ごしたらいいか，新しい方法を見つけないといけない。上記のときすべてが，再発に通じる可能性のある警告サインである。私はサポート・グループで過ごすか，散歩，あるいは読書でそういうときを切り抜けた。服，本，食品を買うとき，私はできるだけ集中した状態でいるようにしている。通常私は，店に入る前に祈りを唱えたり，確認をするようにしている。「ただ店に入って，必要なものを買おう」，「ぶらぶらしないように。ちゃんとやれているよ」。私は，ポケットにすべすべした石を持ち歩いていた。古くからのC.A.S.A.メンバーのデイブが，他の各メンバーに石を持ってもらうアイデアを持って来た。その石は私に，グループ，そして私たちの力を思い出させ，盗みを防止させ続けるのだ。

　他の人と一緒なら万引きしないようになりやすいのであれば，買い物は誰かと行こう。それでも買い物が非常に誘惑的であったら，他の人に買い物をしてもらうように頼もう。これはこじつけかもしれないが，ほとんどのC.A.S.A.メンバーがしている共通の挑戦の一つである，他の

人に助けを求める能力を育てるのに役立つだろう。

　私はまた，お金の割り当てをした。回復期にはクレジット・カードを非常によく使った。そして短い期間ではあったが，私は使いすぎた。万引き嗜癖者から買い物依存症者に移行するのは，瞬く間で簡単にできる。予算を立てることが必要だ。不足が気になるのなら，創造的になり，リサイクルの方法を考えたり，必要なものを作り出したり，他の人への贈り物も作ってみよう。バーゲンをねらったり，蚤の市に行ったり，再販店，ガレージ・セールなどあなたが盗むことがほとんどないような場所に行ってみよう。ほとんどの万引き嗜癖者は，小さな店より大きな店のほうが容易に盗れると思っている。大型店のほうがより安全対策をとっていると思われるが，小さい店より"顔がなく"，匿名性が高いからだ。

13

相談できる人

　すべての嗜癖は，恥と秘密で大きく育っていく。そのため自分の話を共有できる，少なくとも一人の信用できる人を見つけることが肝要だ。『回復のための12ステップ』（p.207の演習12を参照）の中で，ステップ5がこのことの重要性を物語っている。私は，自分の万引きの秘密をガールフレンドのジュニパーと初めて分かち合った。すると彼女は，彼女自身の，他の人には言っていない嗜癖行動について私と共有した。それは前向きなことだった。彼女は治療を受けていて，私にも治療を受けるように促した。彼女は，私が彼女や他の人に贈り物をあげていたから，私が実は盗んでいるのではないかと疑っていたと言った。私は自分で思っていたほど秘密主義者，あるいは如才ない人間ではなかった。あなたの周りの人たちは，すでにあなたが盗みをはたらいていたことを知っているか，何か思いあたっている。私たちは，ただ自分たちの秘密と同程度おかしいのだ。

　しかしながら，他の人にあなたが隠しておきたい行動を話すのは，その行動をやめるのを助けてもらうためのサポートを得るつもりでやらないといけない。最初ジュニパーに話したとき，私は万引きをやめるつもりはなかった。それは正しい方向への第一歩だったが，私が望んだのはそんなことをしていても彼女が私を受け入れてくれるかどうか見るためだった。私は，彼女が私を愛しているかどうかテストしたのだ。「無条

件の愛」かどうかを。私はこの告白を自分の罪悪感と恥を和らげるために用い，万引きを続けたのだった。私を正す，あるいは回復を追うことが，彼女の仕事ではなかった。しかし，私から「万引きをやめる」という本当のコミットメントを受け取ることができなかったために，彼女は私の盗みを続けることを助けた形になった。私は，自分のやったことの責任を受け入れる。しかし，これは関係性における重要な点だと考える。私たちのほとんどは，誰かに頼るのではなく，自分自身の力でしか変わろうとすることはできないのだ。

　理想的には，彼女が次のように言ってくれたなら，私にとって一番助けになったかもしれない。「テリー，あなたが私にこの秘密を言ってくれてうれしいわ。あなたが私を信頼してくれて，感謝するわ。私にも一方で，あなたと共有することが必要な事柄があるの。あなたは悪い人間ではないわ。でもこの行為はあなたにとっても私たちにとっても破壊的よ。私は，あなたにこの行為に対し，直ちに助けを求める行動をとってもらう必要があるわ。あなたがこんなことをしている限り，私たちの関係性は健全ではありえないし，このような関係でいることはできないわ」。

　だが，そんなことはないままに6カ月が経過した。私は万引きを続け，他の女性と関係した。私は避けられたかもしれない底つきをした。下降スパイラルに入った。自殺が次のステップだった。

　幸いなことに，私は手遅れにならないうちに助けを求めたのだ。1週間後私はセラピーを受けていた。人は安全だと感じられることが必要で，セラピストに善悪を判定されてはならない。万引き嗜癖を理解，あるいは治療できるセラピストは多くはないのだ。私は，セラピーを"懺悔"のために使ってきた。自分の秘密を降ろして，罪悪感を和らげ，そして万引きを繰り返すことを続けてきた。

　回復は継続であり，行動パターンを変えていくというコミットメントを

深めていくことだ。その見返りとしてあなたは変わる。盗みをやめることは過程であり，時が経つにつれ，選択し人生にコミットする，より強い能力をもたらす。毎日私は盗まない選択をしなければならない。これが大きな取り決めにならない日もあれば，感情と生活に対応するため，言い訳を用意して昔のように盗ってしまうことに抵抗するのが，極めて難しい日もあるのだ。

　しかし，肝心要は，次のことだ。盗みは，私を助けてはくれないのだ。万引きは何も解決はしないし，これからも決してない。「1 回だけでも多すぎ，1,000 回でも充足することはない」。

14

盗んでしまった商品はどうしたらいいか

　私を含む多くのC.A.S.A.メンバーにとって，この課題はときに繰り返し表面化してくる；自分が盗んでいまだに所持しているものをどうしたらいいのだろうか？　ほとんどの人にとって，これは非常に難しい決断だ。私のセラピストの一人であるブラウンフェイン博士は，私がこれまで盗んだすべてのものを取り除くように，過去を思い出させる可能性のあるそこらにあるもの，自分がもう必要もなく溜め込んだものを処分するように要求した。

　私はこれらのものを捨ててしまうのを恐れた。あるレベルで，私はまだそれらに未練があった。あるいは少なくともそれらは，私にとってあることを表すものだった：言うならば，人生から奪われた何かを取り戻すことでのちょっとした痛みと勝利である。私たちのどれだけ多くが，ただで失敬することのスリルをまっとうに（あるいは不法に）経験したことがあるだろうか？　贈り物，賞，あるいは報酬を返さないといけないということは，簡単にできるものではない。それは所有ということについての何か本質的なことだ。

　私が万引きしたものへの思い入れを捨て去ることは，『12ステップ』のうちのステップ9の部分であった。つまり償いをすることなのだ。私の経験は，結局前向きに終局した。盗んだものを所有することは，私の見解では手放さない一つの形であり，過去にしがみつく一つのや

り方だ。私は，"腐った恵みの果物"は処分すべきだと主張する。でもタイミングが重要だ。あまりにも急に手放すことと足が引っ張られることの間にその境界線がある。多くのC.A.S.A.メンバーは，物を手放すことの価値と必要性について，私と意見を異にしている。

あなたが盗品を手放す用意ができたと感じたなら，私は一度にではなく，少しずつしていくことを提案している。捨て去ってしまうか，チャリティーに寄付するかのどちらかを勧める。そして寄付では税控除はしない。二，三度私は盗んだ店に匿名で品物を郵送したり，戸口にそれを置いたりしたことがあった。一度は短い書き置きと少しのお金を送った。すべての品を直接その店に返して，盗んだときに迷惑をかけた従業員に謝り，それに見合う代金を払ったり，他のなんらかの代償行為をすることは偉業ではあるだろう。しかしながら，これは危険で，冒険的だ。あなたは逮捕されるかもしれず，それは回復にとっていいことではなく，そのトラウマのため盗みを続けることになるかもしれない。

もしセラピストがいれば，あなたは万引きしたどの商品が自分にとり，特に象徴的な価値を持つか探りたいかもしれない。私は主にカセット・テープを万引きしていた。あるレベルでそれは象徴的だと感じていたことはわかっている。私の父が弁護士になる前に，ピアニストだったからだ。私の最も幸せな記憶は，父の演奏を聴くことだった。私は，父が演奏しているとき彼は最も幸せだったと信じている。多分，私は子ども時代の記憶の幸せを，盗んで取り戻そうと企てていたのだ。

C.A.S.A.メンバーのうち幾人かは，こっそりと，盗んだ商品を店の中，あるいは棚の上に戻すことを試みていた。これは危険な行為であり，あなたはそのことで捕まるかもしれない。こっそりと盗むことと非常によく似たことを，その商品を密かに返すという行為そのものが示しているからだ。もしあなたが罪悪感を感じているのなら，弁償の方法を

見つけるのを勧めたい。そうすれば，危険な目には遭わない。再び逮捕されることで，自分を罰しようとする必要性を感じているのなら，そうしないようにしなさい。あなたは自分自身を十分に罰している。人は，自分の感情や問題に対応するのを助けようと万引きをする。万引き行為を再開することで，そんな自分を罰しようとするのは悪循環である。それは決して終わらない。そんな悪循環は断つしかない。

15

嗜癖が移り変わる危険性

　一人の嗜癖者が，一つの嗜癖をやめて，前の嗜癖に戻ったり，新しい嗜癖を始めたり，一線を越えて「進行中の」嗜癖に移行するという傾向がある。その一例が，タバコをやめて，摂食障害に発展するか，または（かつて摂食障害だった頃のように）再び戻ってしまうかである。アルコール依存症者が酒をやめると，しばしばカフェインに移行する。ほとんどの嗜癖者が，回復初期には機能不全の共依存的人間関係を手に入れる。

　私が万引きをやめたとき，玉ねぎの皮が剥かれていくように，私の共依存性がはっきりと姿を現した。父が亡くなった3カ月後，私は情緒的にも金銭的にも助けが必要な3人の子どもを連れた女性と関係を持つことになった。私は彼女とその子どもたちを助けようと決心した。この関係性において，くっついたり離れたりをほぼ4年間続けた。私の万引きがやんだ間，私の人間関係は支離滅裂な救済劇であり，それは私の空虚感を埋めた。典型的な移行だ。徐々に玉ねぎの皮が剥けて来て，芯まで到達するのだ。それが真のあなただ。真の痛みであり，真の黄金である。もう隠すところはない。多くの人は決してそこまでたどりつけない。

以下に回復中の万引き嗜癖者が，万引きや盗みをやめたときにやってしまう傾向のある共通の嗜癖をいくつか示す。

摂食障害

　多くの万引き者が万引きをやめたとき，摂食障害が始まるか，悪化したと報告している。これにははっきりとした理由がある。盗みをやめたり，少なくしたりすると，心の中に穴ができ，食べ物はその落ち込みや不安を和らげるための手軽な手段なのだ。退屈と落ち着きのなさが続き，だんだん暇つぶしのために食べるようになってくる。摂食障害は，万引きのように不法行為ではない代わりに，命を脅かすことがあり，少なくともうつや不安，そして低い自己評価の一因になり，ついには再び万引きするきっかけになりやすい。『Catch-22』（どうあがいても解決策が見つからないジレンマ）だ。

　摂食障害に脅かされていると考えるならば，そうなってしまわないように家族や友人，そしてできれば家庭医，セラピスト，栄養士に助けてもらおう。少しの間に若干でもむしゃむしゃ食べるのが避けられないのであれば，少ないカロリーとより健康的な食品に切り替えよう。何か運動プログラムを始めよう。多少ハードでも，それはあなたが万引きをやめたときに残存する空虚感を満たしてくれる。運動はエンドルフィンを放出することと回復初期に感じるストレスのはけ口を提供し，気分の安定を保つのに役立つ。

　警告：運動でさえも，やりすぎると嗜癖に転化する可能性がある。嗜癖性があると考えられる人々は適当ということを知らず，何でもやりすぎるのだ。良い嗜癖というものは存在しない。何でもやりすぎるとよくない結果をもたらす可能性がある。もしあなたが運動して，身体を傷めるのであれば，そのリスクを最初から注意したほうがいいだろう。もし

運動があなたの重要な人間関係に障ったり，義務感を強く感じるようなことがあったらやめなさい！

ギャンブル嗜癖

　万引き嗜癖者は，私の見解では心底からのギャンブラーに違いない。自分では最初は，そんなこととは思いもしなかった。常に他の型のギャンブルを嫌っていた——カジノ，カード，そしてスポーツ賭博——私は，バランス，安全性，そして勤勉さを重要視していたからだ。しかし，認めないといけない。ぎりぎりのところで生きる必要が，私の中ではあったのだ。万引きはギャンブルの一つの形だ。店から盗むたびに，まんまと持ち逃げをするギャンブルをしていたのだ。自分が捕まると自由は持ち去られてしまうのだから，自由に対するギャンブルもしていたわけだ。また他の，私が危険を冒す負の結果についても言うまでもない。自分の人間関係，心の平和，そして自分の未来についてだ。万引きは，今や私にとってロシアン・ルーレットのようなものだ。幸い，私はそれをすることを選択しないが。

　ギャンブル嗜癖は，万引きをやめたときには一瞬にして活性化するか，再活性化される可能性がある。あなたはまだその高まりを求めている。無邪気なカジノでの遊びでも，特にあなたが勝てばいいが，もし負けたとしたら……。そしてその損失が大きければ大きいほど，回復中の万引き者はその損失を取り返そうとする傾向がある。

　私はカジノには行かない。カジノは，回復中の人にとってはとにかく行ってはいけない場所だ。そこには熱狂的なエネルギーがあり，人々が大きな店にいることと似た興奮の引き金になるのだ。カジノにはいろいろな種類の嗜癖者たちがいる；ギャンブル嗜癖者，アルコール・薬物嗜癖者，万引き嗜癖者，そしてもちろんいろいろな犯罪者，薬物の売人たち，職業窃盗者，ギャング団，そして売春婦たち。こう言うと厳しく聞

こえると思うが，私はすまないと思うよりは安全でいたい。ただで（あるいは少額出すだけで）何かを失敬するという誘惑は，万引き嗜癖者をまた完全に焚きつけてしまうのだ。

　もしギャンブルをすることが必要，あるいはスリルを求める必要を感じるなら，あなたの心に挑戦し，あなたを興奮させるようなスカイダイビング，ロッククライミングなどの趣味をやってみることだ。個人的に成長し，興奮することにトライしてみよう。時間をかけよう。

買い物嗜癖

　万引き者の多くが，買い物嗜癖者になりかけているか，すでになってしまっている。私たちの社会は，買い物嗜癖・物質主義者，そして消費主義者になることを促進している。買い物嗜癖の定義とはいかなるものか？「強迫的に買い物をする」ことだとする人もいる。ドナルド・W・ブラック博士はこの主題の記事の中で，それを「慢性的に繰り返す買い物で，やめるのが非常に難しく，結果的にひどい結果になってしまうこと」と定義している。ひどい結果とは，どうすることもできない負債，支出に関して配偶者や家族と争うこと，どこにでもお金を使ってしまうことで他の家計的，肉体的，情緒的ニーズを無視すること，そして買い物にまつわる問題や感情を避けることである。もし買い物嗜癖が始まってしまえば，お金の節約方法の一つとして万引きは魅力的であるし，盗むのならば，買ったりお金を払うことをしないのが合理的となる。

　万引きをあきらめたときに，買い物嗜癖になる誘惑は強い。まず，私の場合は，店に行くことをやめて，物を持つことを極限まで減らした。私は自分のお金のほとんどをセラピーに，そして週末の静養，個人的成長に関連したこと，しかしときに本，カセット，ビデオなどに使った。クレジット・カードをより頻繁に使うことにしたが，それは現金を使う

より，あまり傷つかないと感じたからだ。時々少し客観的に自分を見られるようになり，幸い，何が起こっているかを理解し，それを点検した。その後私にロマンスが訪れたとき，私は外食，贈り物，休暇にお金を使うようになった。私は再び適正にお金を使うようになり，その中で統制していった。

　お金を計画的に使う。お金がなくてもやっていくことを学ぶ。欲しいものと必要なものをきちんと見分ける。そしてどのようにお金を使うかを，配偶者，あるいは家族と話し合うことが回復には含まれるのだ。

　いくつかの示唆を付け加える；
・時々家の中を見わたして，何がまだ使えるのか，点検し，見つけること。食品，衣類，家庭用電気器具など。
・不要品を整理すること。蚤の市，あるいはガレージ・セールで売るか，または慈善事業に寄付する。節税に多分役立つ。
・予算計画を立て，それを守る方法を見出す。
・バランスの取れた，辛抱強い，そして責任ある方法で徐々に借金をなくしていく方法を見つける。そして明日借金がなくならずとも絶望的にならないようにする。
・穏やかで健康的に自分のお金を自分のために使えるように。
・必要であれば他の人から金銭面の援助を求める。
・趣味で時間を使い，あなたの注意を集中し，自分の気持ちにはけ口を与えるようなものをつくるように。

16 不正直な行為というグレーゾーン

　グレーゾーンの行為は，回復のいかなる道筋にも現れてくる。グレーゾーンの行為は元の嗜癖"より小さい"形であるが，その回復を危うくし，また再発をも誘発するのである。例えば，回復途上のアルコール症者は，もともと飲んでいたのがハードリカーだったら，理由づけしてビールを飲むかもしれない。しかし，それは他の人にとっては目立たない形でも，基本的には同じことである。一度は，その人はビールを飲むことは受け入れられないことに賛同しただろう。しかし，生活が軌道に乗ってくると，少しなら飲んでもいいと思ってしまう。お祝いのときにシャンパンに口をつけるのはいいだろうとか，ノンアルコール・ビールを飲むのは安全だと合理化する。でもそれは350ccで0.5％のアルコールが入っている普通のビールと似た味と香りがするビールまがいのものだ。

　グレーゾーンの行為は，自分は依存症ではないという思いを呼び起こし，完全再発につながることがよくある。以下にその例を挙げる。
- ギャンブル嗜癖者はもうカジノへは行かないが，まだスポーツで賭けをしたり，宝くじを買ったりする。
- 薬物依存者はもうヘロインは使わないが，コデイン含有のアセトアミノフェンを服用している。
- 強迫的過食者はジャンクフードから，もっと栄養価の高い食品を食

べるようになるが，強迫的に食べてしまう。
- セックス依存者は売春婦と遊んだり，情事を持ったり，ポルノグラフィーを見たりはしないが，インターネットのアダルトサイトにはまってしまう。

　個人個人が，自分の回復が意味することと嗜癖行動をなくすのにどれだけかかるかについて，設定を設ける。現在受けているカウンセリングに加えて，あるいは単独でサポート・グループはこうしたグレーゾーン行為を探り，挑戦する。自分の依存志向を認めると深いレベルの理解が進み，行為は自然に良い方向に変わっていく。

　私は毎週，C.A.S.A. グループで率直に正直に自分のグレーゾーン行為を報告している。他の人たちも彼らの経験を分かち合ってくれる。私たちは，これやあれは盗みではないのか，これは再発ではないのか，悪い行為を繰り返すのをいかに防ぐか，率直な話し合いをしている。私たちはグレーゾーン行為を決して受け入れない。むしろその代償のほうを強調する；罪悪感と不安，絶望，完全再発，屈辱，逮捕された場合の周囲からの拒絶。いかなる形であれ盗み続けることは怒りや恐怖にとらわれている徴候であり，それは手放すことや，人生，他人，自分たち自身を信頼することを受け入れていない状態だと認識している。

　回復とは完璧さではなく，前進なのである。現在進行中の旅なのである。私はいまだに，「ただで失敬」する機会について非常に注意深くなっており，自分自身を毎日監視しなければならない。

共通するグレーゾーンの不誠実な行為について

税について

　結婚した直後，妻と私は財務アドバイザーを雇うことにした。私たち

がこれまでした中で，経済的にも心理的にも最高の投資の一つだった。それはまた，あやうく金銭問題を抱えて結婚生活が破綻する多くの夫婦のようになるところだった私たちを助けてくれた。私は本当の総収入を申告することを恐れているのが常だったので，政府は私に相応の課税をしなかった。雇用されているのならば，収入のすべてで税金逃れはできない。しかし副業をしていたり，少なくとも部分的に自営であれば，税金逃れは可能だ。私は自分の収入を過少申告していた。しかし私はまた，自分の支出や控除についても過少申告をしていた。なぜならこれら公正なすべての請求をどうしたらいいのか知らなかったのだ。私たちの財務アドバイザーは，私に多くのことを教えてくれた。今や私は，自分が獲得したもの，さらに要求できるお金，控除できるお金でそうしないと疑わしく見えるものがちゃんとわかるようになった。それはwin-winゲームのようなものであり，すべてに公明正大だ。何という変革だろう！　私はアドバイザーによって貯めることのできたお金の中から，彼らへの報酬を支払っている。

　自らのごまかしで国税庁とトラブルとなった幾人かの人々を，私は知っている。それは結局多くの時間，お金を使ってしまい，悩みの種を作り出す。反政府感情を持つ人々は，全部，あるいはいくばくかの税金をも払いたくはないのだ。その人たちは，煮え湯を飲まされないように抗議できる方法を見つけられるかもしれない。さもなければ，いい財務アドバイザーを雇いなさい。彼らは，あなたの税金債務を合法的に節約してくれるだろう。正しいことをするとコミットしよう。

勘定間違い

　もしこんなことばかりがしばしば起こっていたらどうしよう！　店員から余分にお釣りを渡されたらあなたはどうする？　銀行の窓口係からだったら？　お客，あるいはあなたの依頼主からだったら？　誰にでも

起こりうることだ。あなたの答えはその間違いをした人が誰かによって変わるだろうか？　もしそうだったらなぜ？　何が違うのだろうか？

　時々銀行や店で，係員が間違ってあなたが予想していたよりも多くのお金を渡すことがある。このことは私にも数回起こり，これには私は常に素早く気をつけるようにしている。私がまだ"ただで失敬"虫を飼っているからだ。私たちはこのようなことをC.A.S.A.のミーティングで話題にする。これはちょっとしたことで，間違ったお金を受け取ってしまうときもあれば，それを返すときもある。1,2ドル以上のときはまれだ。お金を返さないと決めたときには，私は通常地に足がついていないように感じ，怒り，あるいはストレスを感じる。ただで失敬したことに少し熱狂するが，少し罪悪感を抱く。「誰も見ていないとき」にこそ，正直になる小さな人生の機会を逃してしまったことを知っているのだ。

　自分に間違って与えられたお金を返すことにしたときは，通常素早くそうする。より高い心の領域が対処したかのようである。自分が取り逃がした報酬に一時的に落胆を感じたとしても，私は本当のプライドと達成感を感じる。そしてどれだけ私が変わり，どれほど遠い道のりをやってこれたかを知るのだ。

商品の不正返却

　万引きした，あるいは盗んだ人がその商品を戻し，交換したり，店で掛け売りをしてもらったり，あるいは買ってもいない商品の払い戻しを受けたりするいくつかの不正な事柄がある。

　例えば私が何かを買ったとして，それから壊してしまったり，後になってそれはいらないと思ったりする。もし店に戻り，商品について嘘をつき，それは買ったとき壊れていた，あるいは望まなかったギフトだったと言う。これらは嗜癖的行動パターンの延長である。通常の規則では，罰せられてもいい行為である。物を買い，しばらく使うだけで，

その後返してしまう人たちがいる。これは欠乏感に駆り立てられて，ペテン，報復あるいは仕返しか，自分が「一歩上」と感じるため誰かを利用する，だます必要性のためにやってしまうのかもしれない。これには多くの時間とエネルギーをかけるので，人生が混沌としてしまう。

　私はこのような行為にはまっていた時期がある。例えば CD かカセットを買い，注意深く時間をかけて，プラスチック部分を取る。もし音楽が気に入らなかったら，私はそれをまた包装する。時々のりやスコッチテープの助けを借り，お金を払い戻してもらうか，他のものと交換しようとした。この行動は，私が万引きしたときに得るものと同じ感情を作り出す。自分が不正なことをして，「制度を打ち破る」ことをしたと知っているからだ。今日私はあまりカセットや CD を買わない。そしてそれでいいのだ。私は最新の音楽，最新のすべてを持つ必要性についてあきらめたのだ。

　もし私が買ったものを自分の過失で壊したら，自分で怒り，フラストレーション，そして落胆を感じるのを受け止めようとする。時々私は，そのために「自分をぶん殴ろうとする」罠にはまる。それは自分をコントロールしようとする完璧主義の部分である。しかし，たいてい，私は感じ，叫び，誰かと話し，その必要があれば自分で気持ちを落ち着けてから店に戻り，何が起こったのかを素直に正直に説明する。通常店側は私に付き合ってくれ，それを修理するか，ただで別のものと交換するか，割引して売ってくれる。もしそうしてくれなければ，私はやはりコントロールを失うかもしれない。しかし，私はそれを制御する必要がある。

　もし何かを買ってレシートをなくしている場合，私は通常レシートなしにそれを店に持っていき，店側に訴え，対応してくれるかどうか見てみる。とてもよく彼らは対応してくれる。もし何かを買い，ある時点でそれを好きではない，あるいはいらないと思い，それを戻せない，あるいは交換してくれないとわかっているなら，私はそれを贈り物として誰

かにあげるか，寄付をし，そして衝動的に買わないという教訓として生かすようにする。私は自分が人間であると悟り，後で好きでなくなるかもしれないもの（音楽，本，食品など）を買う幾分かのリスクを負う自分を許すことにしている。これはコントロール癖を手放す一環である。

ほとんどの嗜癖者，特に万引き者はコントロールすることや物事への強烈なニーズを持っている。たとえ小さいことでさえも，悪い方向に行かないようにと。ときに細かなことほど，うまくいかないことに対する怒りが強いものだ。

値札の取り換え

これは盗みだ。私は2,3回やったことがある。これを常習的にやっている万引き者もいれば，これのみをしている嗜癖者もいる。嗜癖者の心の中で，商品の代金を下げる値札の取り換えは，商品自体を盗む行為よりも悪さの程度が軽いと合理化する。それを判事に言ってみるといい！法律的には，それは小売での詐欺か，窃盗とみている。そしてそれはまさに嗜癖行動で，興奮追求行為となりうるのだ。最も起こりやすいのは，値札の付け替えは時間が経つと，職業的窃盗そのものに変わっていくことだ。

サンプル試食

店ごとにやり方が異なる。そう表示されていない試食品，あるいは「試食用」と表示されている食品を盗んでも，逮捕されるか，責めを負わせることがあることを知っておく必要がある。C.A.S.A.に紹介されてきた母娘がいた。彼女らはメイジャーズ・スーパーマーケットでブドウを試食したことで逮捕され，処分を受けたのだった。冗談ではない。それは誰でもしていることかもしれない。しかし一番安全な方法は，従業

員にこの食品を試食してもいいか尋ねてみることである。

　私はサンプルマニアだ。試食を提供する店にいるとき，私はそれを味わうことを楽しんでいる。しかし，やりすぎてはいけないと思っている。試食は無料で提供されるものを楽しむ比較的安全で，合法的なものだ。最近，夫婦でよく買い物をするひいきのマーケットに私はいた。そこでは慣例のように食品のサンプル（パン，ソース，果物，ポテトチップ，チーズなど）を提供する。私はこの特典を楽しみ，広く認められているように熱心に2回もまわってみて，いくつかのものを再度試した。従業員は私に気づいていたはずだ。私はこそこそしたりはしなかった。彼女は私に「あなたは全店をそんなやり方で試食して回っておられるのですか？」と尋ねてきた。私は後ずさり，戸惑いを少しでも隠すため，隠そうとする自分に怒りが頭をもたげた。私は彼女のほうに向き直り，「そう，そうなんですよ！」と答えた。彼女が私という一人の客にそのように言うのはぶしつけだと思い，そのように答えて当然だと自分では感じた。それでも私の別の部分は，彼女の指摘を認めた。私はすんでのところで店のマネージャーに，彼女のぶしつけさを報告するところだった。だが言わないままにした。私の中の活動中の嗜癖にとって，ぶしつけな従業員はただの言い訳に過ぎない。私はその店でした万引きに似た行為を正当化する必要があったのだ。

　砂糖や他のソース類をレストランやマーケットから持っていくのは，気をつけるべき行為だ。もしそうしたいのなら，少し持って行っていいかどうか尋ねる習慣にしておくのが一番いい。実行してみてほしい。

映画館にこっそり入ること

　私が万引きをやめ始めた頃，時々映画館に料金を払わずにこっそり入ったり，1回目を払った後2回目にも居残りをした。こんなことをしたら不法侵害で逮捕される可能性がある。あるいは少なくとも映画館側

から屈辱を与えられたり，禁止されているはずだ．それを自分で道徳的に悪いことだと考えているのなら，多分それはよくないことなのだ．

　最近私はめったに映画を映画館で見なくなった．料金が高いからだ．また私は活動的で忙しいから，自分では別のエンターテインメントを選択するか，自由を求める．今は午後早くの興行か，ロードショー落ち興行に行くか，ケーブルテレビでの放映を待つか，テレビ番組有料聴取制で見るか，レンタルビデオやDVDを借りるか，図書館で借りるようにしている．映画館に忍び込む渇望はもう湧いてこない．お金を払わずに見たなら，私の良心がつきまとって離れず，その映画を本当に楽しめるかどうか疑問だ．

駐車料金メーターとの付き合い

　今日まで，駐車料金メーターとのまだ解決されていない課題がいくつかあることを私は認めないといけない．私はその必要があれば払うが，しかし常にお金を入れなくていいチャンスを得ることへの衝動を感じるか，あるいは少しだけお金を入れて，そしてその時間きっかりに車に戻るように努めている．それはギャンブルみたいなものだ．自分が戻ってきたときに料金がちょうど尽きたときだったら，私は「システムを打ち破った」気持ちになるし，「ただで失敬した」気持ちになる．チケットの半分の時間しか駐車しなかったら，それから夜までの時間が台無しになってしまう．それから私は抗議の手紙を書き，通常そのチケットは失効となる．正直になってみると，これはとても馬鹿げた行為だし，イライラしてしまう．妻は，こんなことをする私が嫌いなのだ．彼女はいつも私に言う．「駐車場に車を停める料金はたったの2, 3ドルよ．それがあなたを殺すわけではないわ．あなたがチケットを買ったときにまた一晩無駄にしてほしくないわ」．パターン化するまでは些細に思える小さなことなのだ．それが大きなことになってしまう．

規則と特権を曲げる

　2,3年前，私は初めてのマイホームとしてマンションを購入した。妻と私はその建物の角を曲がったところの健康クラブに入会した。私たちはラケット・メンバーシップになる余裕しかないと判断した。それは温かいお風呂，ドライとウエット・サウナ，シャワー，室内トラックが利用でき，追加料金を出せばテニスができるコースだ。そのコースでは，潜水具，プール，バスケット・コート，エアロビクスとヨガのクラスは利用できなかった。

　私たちは，ヨガのインストラクターが毎週クラブで教えていることがわかっていた。彼女は，どこかに参加してみないかと誘ってくれた。私は正直に答えた。「行きたいのは山々ですが，私たちはそれができないメンバーなのです」。彼女は，私たちが参加してもかまわないと言った。それは全く正当なことではないことはわかっていたが，先生がいいと言ったのだからと，私たちは火曜日の夜のクラスだけに限り行くことにした。3カ月が経過し，私たちはそのクラスが気に入っていた。

　ある火曜日の夜，ヨガのクラスの前にその部屋でストレッチをしていたら，私がそれまでに会ったことがない逞しい若い男が私のところに来た。彼は従業員のシャツを着ていて，私に尋ねた。「テレンスさんですね？」。私は何かあるなと息を飲み，「そうです」と答えた。

　「あなたはラケット・クラブのメンバーですよね。あなたはこのクラスは取れません。でもあなたのメンバーシップを上げれば，今日あなたは参加できます［原著注：もし年1,000ドル余計に払えば参加できる］」。

　「ああ，そうなんですか？」と私はとぼけた。「ここの先生が，私たちも参加できると言ってくれたのです」。彼はそんなことは関係ないと言った。「このことは誰に話せばいいですか？」。私は困惑し，落胆し，怒りを感じ，彼らがどうやって私を特定したのか考えをめぐらした。私は万引きで捕まったように感じたが，万引きの場合ほどにはひどくはな

かった。私は，このクラブから追い出されたくはなかった。そして冷静に考えた。もし私が「ルールを曲げている」ために，そのことに向き合わないといけないのなら，少なくとも私に警告は発せられるはずだ。そして今のがそれだと。妻と一緒に上の階に行き，私たちがこのクラスにただ週1回だけ参加するのを許してもらう方法は何かないかと考えた。私たちは，このクラスに参加するための料金を払ってもいいと思った。しかし，ルールはルールなのだ。

　この事件から回復するのに1週間かかった。私はクラブについて違ったように感じるようになった。自分がメンバーとしては認められていなかったようにだ。私は，再度ルールを曲げるチャンスはないことを知っていた。あらゆることを思い返してみて，そんなふうな目に遭うことを避ける違ったやり方がなかったか思いをめぐらした。私は，こそこそしたやり方を失う痛みを感じた。そして解決法を見出し得ないフラストレーションは，正当だと感じた。

　私は成り行きに任せるしかなかった。ヨガのクラスに火曜日の夜に参加できないことは，代わりに同じ日の夜に行われる友人のスピリチュアリティーの集いに参加することに振り替わった。私は笑ってしまった。「宇宙はしばしば何かを退場させ，新しいものを導入すると人は言う。これだよ。あるいはもっといいものだ」。私は滅多に規則に同意しないが，継続的に破っていると実感するのだ。それは恥の循環となり，私の生活を混乱続きにし，人間関係をいらだたせ，疎遠なものにして，そのうちに万引き嗜癖が再発する。回復とは，私の人生すべての面を見まわし，より良い生活を望むのなら，変えられるものを変えていくことだ。

　どのルールを曲げているのか？　そしてどの感情が悪化の分岐点になるのか？

17

誠実さはそれ自身が報酬である

「誠実さはそれ自身が報酬」とは古い格言であり，私はこれを信じて育ってきた。それから何かがおかしな方向に動いた。まず初めに，私の家族の中で嘘が流行していることを取りあげた。父の隠れ飲酒にまつわる隠ぺいである。もし誠実さがそれほど大切なら，嘘や秘密があるのはどうなのかと考え始めた。また良き誠実な男でも，いつも女の子の心をつかむとは限らないことをわかり始めた。どんなにいい人で，誠実で，有利であっても，その人が常に一番乗りするわけではない。

ある時点で，すべての人生の規則がそんなに素朴で，厳格ではないと学ぶ者がいる。しかし，私はおかしくなってしまい，違った方向に行ってしまい，誠実であることをほぼあきらめた。これで私は，万引きし，盗むことを許してしまったのだ。しかし，常に事後何らかの罪悪感を感じていたものだ。だから盗むのは悪いことだと自覚していた。そして，私は他のほとんどの方面では正直であり続けた。自分は他のことでは事実を言っていた。そして滅多に個人からは盗まず，もっぱら店で，職場で直接困る人は誰もいないと言い訳しながら盗んでいた。

今日私は一通りのことをやってきて，誠実さは信頼と心の平和をもたらすと悟った。婚約者は私の誠実さを高く評価したし，母親と義父は私を信頼してくれ，職場も十分信頼してくれて私を雇ってくれ続け，私が回復中の万引き嗜癖者だということを知っている。誠実になるこ

とと，もう何も盗っていない，自分に嘘はないと胸を張れることは，自分が自由になったのだと感じる。人生は，ドラマをさらに創り出さずとも十分挑戦的なのだ。

　私は，ある体験をした。薬物依存クリニックの所長であったときに，若いクライエントが私に封筒に入れた小切手を持って来た。それは，私たちのクリニックがある地域の事業所に発行したものだった。彼は，それが地面に落ちていたのを見つけたと主張した。そして自分の誠実さをわかってほしいと期待していた。盗んだのではないということだ。私がただ「ありがとう」と彼に言い，ほほ笑んだとき，彼は本当に驚いていた。それが信じられなかったのだ。彼にとって，これが突破口だった——彼は，実際に過去に明らかにやったことがある換金をしようとせずに，小切手を戻しに来たのだ。彼は，事実そのことまでも私に言った。彼にはそれだけ説得力があり，その罪の意識に報酬をあげたいと私が思ったことを認める。しかし私は彼に一緒に座るように言い，ただただ彼の誠実な行為を称賛した。彼は去っていった。翌日に彼は私たちの事務所に戻ってきて，カウンセリングを受け，自分は教訓を得たと私に言った。

　このエピソードがあって，スタッフはこの件について話し合い，彼に何か記念になる贈り物を渡すことを決めた。彼の成長へ私たちの感謝を表すためだ。彼は予想外の展開にうれしくなった。彼はこれまで抱いていた，不公正だという感情から解放された後でご褒美を得たのだ。それは，彼が誠実だったことへの最高の報酬だった。

誠実さは以下のものを促進する
・信頼
・自尊心
・責任が果たされる

- 良い関係性
- 平穏さ
- 他の人もあなたに誠実になる
- スピリチュアルなつながりを持つ
- 称賛と尊敬

18

自分の強みを失うか，あるいは得るか？

　私は自分のセラピーの間，そしてそれ以来定期的に，万引きをやめることは自分の強みを失うと考えて，時々辛くなったものだ。結局，私はまだ，いい奴なんて退屈で，人生に勝利していないという考えを持っていた。万引きを手放すことは，恐れを知らぬ道を歩いた私の「強み」をあきらめることだった。

　真の強みとは，いかに自分自身になるかを学ぶことだと悟るに至った。真の強さとは，怒り，落ち込み，あるいは不安を感じたときにもどこにも逃げないことなのだ。また真の強さは，コントロールにしがみつくことや，一刻一刻の人生を繰ろうとコントロールするのをやめることだ。究極的な強みは，私が在るべきところにどのようにして在るかを学ぶことだ。私は，時々それがまだ難しいと感じる。もし私がいい人間なら，正しいことをしているなら，誠実ならば，物事は私の思った通りに運ばれると期待するという罠にまだはまってしまうことがある。時々そうはなるが，常にはそうならない。保証はないのだ。

　私は回復して，万引き嗜癖をしていたときよりも，大きい，真の強みを得た。私の強みは舞台裏で十分に発揮され，あるいは，たまに鋭い，痛いジョークや意見を通じて示される。私の強みは，今在るという能力

の中にある。

　私は万引きや盗みの日々に培われた「悪賢さ」が，幾分失われたことを深く悲しんだ。今日店に入って，万引きするとなると，私はかなりナーバスにぎこちなくなり，捕まる可能性が高くなることは確かだ。しかし，そんなことをくよくよと考えたりはしない。また私は，まだ自分が弁護士稼業で如才なくできること——議論や駐車券についてのような駆け引きのやり方のように——を自覚している。回復は，自分がこれまでとは違った道を歩いていることを私に思い起こさせる。

19

適度な自己主張を！

　ほとんどの人々が本当に望んでいるものを求める代わりに万引きしていると私は確信している。私たちのほとんどが自己主張は身勝手なことだからと，自分のニーズを後回しにするようにしつけられてきた。私たちは，望むものや必要なものを求めて率直に語るやり方を教えてもらわなかった。私たちはアサーティブ［訳注：日本語では通常，自己主張と訳される。自分の気持ちや意見を，相手の気持ちも尊重しながら，誠実かつ率直に，対等に表現すること］になることを教わってこなかった。だから我慢してしまうか，時々暴力的，侵害的になるか，またはもっと頻回に受動攻撃的に万引きと盗みを通じて行動化してしまう。私たちの怒り，あるいは他の感情を店にぶつけてしまう。それは直接的ではなく，根本的な解決にもならない。C.A.S.A.のミーティングで話題によく出る上位3つのうちの一つは，いかに人間関係においてもっとうまく自己主張ができるかだ。配偶者と，家族と，子どもたちと，友人と，上司と，同僚と，すべての人たちとである。より積極的にいかになれるかに関して良書がたくさん出版されている。あなたに役立つ一冊を見つけることをお勧めする。

　妻と私は，1年前レストランで食事をしていた。二人用のクーポン券があったのだ。私たちは午後6時15分に到着し，くつろいで話をし，

6時半を少し過ぎた頃メニューを注文した。食事が終わった後ウエイトレスにクーポンを渡したら，彼女は私たちのところに戻ってきて，クーポンには制限があり，その日はそれを使えませんと私に言った。その晩は金曜日だった。細かい字で「クーポンは6時半以前に着席した場合にのみ有効」と書かれていた。私はその細かい表示にさえ気がついていなかったが，ウエイトレスに自分たちはとにかく6時15分には座っていたことを伝えた。彼女が言うには，着席とはお客様が食事をオーダーした時間であり，明らかに私たちは6時40分まではオーダーしていなかった。私は血が騒ぎだしたのを感じた。でも気を落ち着かせ，マネージャーに話してみてくれるように要請した。彼女はその場を去り，2, 3分後戻ってきて，結局そのクーポンは有効にすると言ってくれた。私は自己主張ができていい気持ちだった。

　あなたは最近自己主張しているだろうか？

20

ユーモアの重要性

　自分の人生や生活一般にユーモアのセンスを持つことは，私の最大のチャレンジの一つであったし，今でもそうである。ほとんどの嗜癖者はすでに優れたユーモアの持ち主で，信じられないほど感受性があり，しばしば多くの意味を込め，やりすぎてしまう。彼らは幼少期にこの世の痛みを体験し，すごく大事にされたか，ほとんど大事にされなかったかで過ごしてきた。これは変わる必要がある。時が経つにつれ，健康的なバランスが現れてくる。

　痛みや不正に襲われると，私たちの多くは，笑うのが最も難しいと感じる。そんなときどうするか？　まず最初に，私たちの沈滞はうつ病によるものか，適切でない薬の使い方でそうなっているのかをよく考える必要がある。それをチェックしてもらう。第二に；おそらく私たちを笑いから遠ざける理由は，私たちが過去および／または未来の恐怖にとらわれるとき，すべての力をブロックするからだ。私たちが現在の感情や経験を否認するとき，笑うことは難しいのだ。笑いと喜びは，現在のこの瞬間の生き物だ。もし腹の底からの健全な笑いに包まれたなら，あなたは過去へのとらわれと未来への恐れから解放されたと思えるだろう。あなたは過去そのときにとらわれていた。真のコメディー（笑い）は芸術であり，贈り物だ。それは，私たちに現在という贈り物をよみがえらせてくれる。

さて，万引き嗜癖者のどこがそんなにおかしいのか？　あなたが，そのひどい苦しみの中にいるのであればおかしくはない。それでも少なくともあなたの心の平和と救済が，店などの場所から物を盗むことから生じると信じるのが馬鹿げたことであることはわかるだろう。それを認めるのは悲しいことだが，真実だ。でもあなたは一人ではない。誰か他の人の行動が，馬鹿げている，あるいは子どもっぽいなどと考えたことがあるだろうか？　さて次は自分自身に鏡を向けてみよう。それがとても辛いことであっても。真実に目覚めると，自由になるだろう。しかし最初は，気分が悪くなるかもしれない。

　多くの嗜癖者はユーモアを防衛機制として，あるいは自分自身を痛みから守る盾として使うことを学んできた。クラスのお調子者がいい例だ。これらの注目を集める人たちは，彼ら自身の痛みをもはや隠す必要がなくなる頃には，しばしば成功した人生を過ごしている。「成功するまでそのふりをしろ」とは有名な格言だ。これはしばらくは効果がある。とどのつまり，人々は万引きや盗みで自分たちの痛みをごまかすのだ。私たちは陽気でポジティブな人々と付き合う必要がある。彼らは，私たちが自分の痛みの深い闇に沈んでいる間，私たちの気分の盛り上げを助けてくれる。自分のペースに合わせる必要があるのだ。癒しを焦ってはいけない。笑いに飛びつくのもダメだ。しかし，2段階で進んでいくことができる。まず辛い作業をする。そして少し休んで，気晴らしをしよう。

　私は，回復中の「真剣な人間」のままである。回復者のうちで早熟し，頼もしく責任を持ち，自己犠牲的な役を担ってきた人たちは，怒りや痛みがしばらくすると解け，軽やかさ，自発性，そして喜びに道を譲る。回復の先達は，このことがわかるようになっている。この過程の経験を妨げるものは何だろう？　大概は自分自身の自我と頑固さだ。人生は不公平で，残酷で，危険，かつ空虚だという考えから解放されよう。

それが回復だ。

「流れに任せて，神にゆだねよう」が，回復者のサークルで好まれる合言葉だ。でもそれは何を意味するのか？　そしてどうすればいいのか？私は『12ステップ』のステップ1に立ち返り，「私は無力である」ことを認める。この世でそれを受け入れたうえで，事をなそうとし，事を起こそうとする。物事が自分は望むように進まないとき，私には選択肢がある。私は怒り，戸惑うこともできるし，やろうと努力を続けることもできる。両方ともできるが，あきらめてやめることもできる。

万引き嗜癖からの回復途中，セラピーの中で「流れに任せて，神にゆだねる」というのが自分にとってすごく難しかったのを憶えている。私は，神の存在さえ信頼できなかった。私がただ流れに任せたら，すべてがうまくいくという神の力や神のはからいというものを信じることなどできなかった。自分が万引きをやめたら，どうやって気持ちのうえで生き残っていけるのか。万引きは私の杖だったのだ。回復は私の支えとなってくれている。流れに任せるとは，現在進行型のプロセスなのだ。

今日私は，自分の万引きについて自分を笑うことができる。それは，万引きにまつわる痛みを感じないということではない。でも，私の嗜癖経験が私に教えてくれたことに感謝している。私は人生から酸っぱいレモンをもらい，レモネードを作れたことをうれしく思う。私の万引きや盗みの歴史について，冗談を言う人たちも時々いるだろう。冗談はどんなつもりで言うのかによるが，私は通常彼らの冗談に直ちに笑い返すことができる。冗談が，この本を出版したことと関連しているのはわかる。まだ本屋で売れていなければ，どうやって私はその本からお金を得ることができるのだろうか？"ただで失敬"されるかも……。時々，私は自己紹介をして，万引き嗜癖から回復中であることを説明する。ズボンの後ろのポケットに手を伸ばし，自分の財布を見せて，人々に笑み

を浮かべながら尋ねてみるのだ。「これはあなたの財布ですか？」。彼らは，ほとんど常に後ろのポケットや財布をチェックし始める。

　私は冗談を言うのが好きで，ほとんどの人々は私が悪ふざけが好きなことを知っている。しかし，私をよく知っている人々は，違った側面を見ている。過剰にまじめな側面だ。でも，自分の小さなよく知られた情熱の一つは，まじめなコメディアンとなることだ。私はギターの調べにのせておかしな歌を作詞しており，それをパーティーで披露している。それで大いに受けている。

　どこにユーモアを見出すか？　何があなたを笑わせるだろうか？

21

自分自身を許す

　私たちを傷つけてきた人を許すのは難しい。希望や期待に沿った生活をしないことで，人生，神，世界を許すことも難しい。しかし私たち自身を許すのが，最も難しい行程なのかもしれない。

　私は極端に自己批判的である。自己批判を録音したカセットテープは常にそこにあり，私の頭の中で鳴り響いている。私が過去にしたことに対して自分自身を許すことは，難しかった。人生で店や関係した人々を傷つけたことに対して，いかなる罪悪感や恥にもしがみつくことはもうない。私自身が人間であり，間違いを犯すものであることを許すことがもっと重要だ。

　英語の恥（shame）は次の単語の頭文字から成り立っている。
Should
Have
Already
Mastered
Everything

　私は，弟に嫉妬していた自分を許す。
　私は，父にとってより良い息子でなかったことを許す。

私は，完璧でなかったこと，祖母が望むような信心深い子どもでなかった自分を許す。
　私は，友達にいじめられたとき泣いた自分を許す。
　私は，女の子たちに内気だった自分を許す。
　私は，盗みや万引きをしていたことを許す。

　私は自分を許す。私は自分を許す。私は自分を許す。

　あなたはどんなことで自分を許す必要があるだろうか？

第Ⅲ部

演　習

演習 1　自己探求のための質問

1. 自分のものではない何かを盗んだ一番最初の出来事を思い出してください。何を盗りましたか？

2. そのときにあなたの生活で起きていた，重要だったと思われたことは何ですか？

3. あなたは自分の行動についてどう思い，何を感じましたか？

4. あなたが盗んだものについて何か象徴的なことがありますか？

5. あなたがしたことで何かネガティブ，あるいはポジティブな結果がありましたか？

6. 物を盗む習慣は，その後すぐできてしまいましたか？　それとももっと後でなりましたか？　後者なら，どのくらい後でしたか？

7. あなたが子どものとき，誰か他に盗みをした人，あるいは不正な行為をした人を目撃しましたか？　何が盗まれましたか？

8. そのときあなたの生活で重要と思われたことがあったら，どんなことが起こっていましたか？

9. その他人の行動についてどう考え，何を感じましたか？

10. その人の行動が原因で，その人，あるいはあなたに何かネガティブ，あるいはポジティブな結果を感じましたか？

11. 物を盗む習慣は，その後すぐできてしまいましたか？　それとももっと後でなりましたか？　後者なら，どのくらい後でしたか？

12. あなたが子どものとき，文字通りあなたから物が盗まれた事件，あるいは象徴的に盗まれたことを思い出しますか？　何が盗まれましたか？

13. それを盗んだ人を知っていましたか？　知っていたとしたらそれは誰ですか？

14. そのときあなたの生活で重要と思われたことがあったら，どんなことが起こっていましたか？

15. 何かがあなたから盗まれてしまったことをどう考え，またどのように感じましたか？

16. 自分自身についてはどう思い，どのように感じましたか？

17. あなたから盗んだ人についてはどう思い，どう感じましたか？

18. あなたが盗むものは特定の種類のものですか？ それはどんなもので，なぜあなたはそれらのものを盗むのですか？

19. あなたが盗みに行く場所は特定のところですか？ それはどこで，どうしてそこなのですか？

20. あなたは時間が経つにつれ，もっと多くのもの，より大きなもの，もっと高価なもの，あるいはより頻回に盗み始めたことに気がついていましたか？

21. 一日や週，年のうちの特定の時間に物を盗むようになっていきましたか？　もしそうなら，どんなときで，その理由は何ですか？

22. あなたが特定の気分のときに，より物を盗むようになりましたか？　心配なとき？　怒ったとき？　淋しいとき？　落ち込んだとき？　躁状態なとき？

23. 特定の出来事，あるいは状況になったときに，より物を盗むようになりましたか？　そうならば説明してください。

24. あなたは盗んだものを実際に使ったり，利益を得たりしましたか？　説明してください。

25. 自分で対象物への願望とそれに対するニーズを区別することはできますか？　できるのであれば説明してください。

26. あなたは，何かを盗む前，最中，または盗んだ後で，正しいという強い感情や身体感覚を体験しますか？ もしそうなら，その感じについて，またいつそれが生じるか述べてください。

27. 完全主義者の傾向がありますか？ 支配する，あるいは秩序立っている必要がありますか？ もしそうなら，そのことが盗む理由の一つの要素であると考えますか？

28. 自分の生活の中で他の嗜癖的，あるいは強迫的な行動を認めますか？ それらは具体的にはどういうもので，あなたが盗むこととどのような関係がありますか？

29. あなたの盗みについては，誰がどの程度まで知っていますか？

30. 特定の人に盗みのことを言うのを妨げているものは何ですか？ あるいは，あなたがすでに伝えてある人に詳しく言うことを妨げているものは何ですか？

31. 盗みからこれまで得たすべての利益，お金の面と気持ちの面を挙げてください。正直に述べてください。

32. 盗みにより被ったすべての代償，お金の面と気持ちの面を挙げてください。正直に述べてください。

33. 盗みをやめたいと望みますか？　どうして望むのか，あるいはどうして望まないのでしょうか？

34. 盗みをやめて，再びやらないよう自分を支えるために何をしようと準備しましたか？

35. これらの質問からあなた自身について何を学びましたか？

演習 2　不公正なことについての私のリスト

　自分が犠牲者だと感じ，そのほうが楽だと感じていることを認めなさい。しかしまた，あなたは過去を変えられず，未来をコントロールすることもできないことも認めなさい。ある意味これは，あなたが万引きでやろうとしてきたことだったのを認めなさい。——過去をほどくか，補い，将来の痛みや落胆を和らげようとしていたのだ。そして，それにあなたははまった。私もはまった。私たちははまった。ここからどこへ私たちは行くのだろうか。

　もし私たちが，公正さの概念すべてに身を任すとどうなるのだろうか？　もし私たちが，人生の条件のもとで生きていくことを学び，ときに物事がうまく運び，ときに私たちが思う以上に良かったり，私たちが望むほどにはいかなかったりすることを受け入れたらどうなるだろうか？　私のような"回復中の犠牲者"にとり，人生は滅多に，あるいは決して自分の思ったようにはいかないものだと知っている。私は自分の報酬を得られない，私は呪われており，あるいは罰せられる。だから生きることは茨の道だ。少なくとも私はそれについては正しいし，そのことを支持する証拠がたくさんある。

　私がどちらかというと幸福だというよりは，依存しないことを意識しているときがまだ多い日々である。そして世界の多くがこの罠にはまっている。私たちはいつ本当に人生を楽しむことになるのだろうか？　私たちは一体いつになったら，驚き，委ね，任せて，その瞬間瞬間を生きるような場に同調できるだろうか？　もしできたとしても，そんなことが続くと思えるようになるのだろうか？　私は自己を憐れむ感情，そして人生は不公正だという考えに居続けることに警戒する必要がある。し

かしこれらのリストを作ることが私にとって（そうしたければ他人も含めて），それを点検するための堅実なやり方であることは疑いの余地がない。目標はリストにこだわることではなく，それを名づけて，感じて，解放することなのだ。そのリストを後で焼いて，埋めようとする人もいるだろう。

<u>自分で不公正だと思うことのリスト</u>
1. 私の父はアルコール依存症だった
2. 両親の離婚
3. 舌足らずの話し方で育ったこと
4. いとこたちは，私たち普通の家族よりもお金持ちだったこと
5. 私は母と弟の面倒を見ないといけない中で大きくなったこと
6. 父が法律家だったからか，私は友達のツリーハウス（秘密基地）に入れてもらえなかった
7. 自分の自転車，スケートボード，そして漫画本が盗まれたこと
8. 両親はその後決して一緒にならなかったこと
9. 弟が私には従わなかったこと
10. 飼い犬が近所の人をかんだため，その犬を手放さなければならなかったこと
11. 父は，私の意向も聞かず再婚し，息子をもうけたこと
12. 高校在学中ニキビで，私の顔がひどい状態になったこと
13. 自分は完璧な紳士だったのに，サリーが私をふったこと
14. 父は大学進学の際に援助をしてくれず，学生ローンを組む羽目になったこと
15. 私の友達が女の子たちを独占し，嫌な奴だったこと
16. 私のほうがより適性のある仕事だったのに，私の友達がその仕事についてしまったこと
17. 父が，私たちが親しくなってきたちょうどそのときに重度の脳卒

中を起こしたこと
18. 万引き嗜癖回復のためのサポート・グループがなかったこと
19. 父が53歳で亡くなったこと
20. この本の出版が何回も拒絶されたこと

　あなたが人生を憎んだり，あるいは不公正だと感じるこれらすべてのことを考えてみよう。実際にそれと一緒に走ってみよう。隠したり，罪悪感から自分を偽ったりしないようにしよう。私たちは皆，文句を言わない，あるいはブーブー言わないように言われてきた。打ち破ろう！　したらいいことはそれを表に出して，流れに任すことができるようになろう。起こり得る最悪のことは何だろうか？　あなたは悲しみの涙を流して終わるだろうか，泣き笑いで終わるだろうか。あるいは両方！

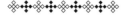

あなたの不公正さのリスト（作ってみよう！）

1.

2.

3.

4.

5.

6.

演習 2. 不公正なことについての私のリスト

7.

8.

9.

10.

11.

12.

13.

14.

15.

16.

17.

18.

19.

20.

演習 3　幸運に感謝する私のリスト

　人生がどれだけひどいと感じていたとしても，人生というコインには別の面がある。あなたはまだ生きている。それを良いことだと見られないかもしれない。しかし，回復は，私たちに新しい考え方を必要とする。C.A.S.A.にやってくるメンバーは，最近万引きで逮捕されて意気消沈し，人生は終わったと確信している——判事は永久に自分を閉じ込め，家族とは絶縁し，失職し，家も将来も失うことになる，と。この話を聞くと，私は思い込みというものの魔力を思い起こす。私がこうした話を聞いてきた11年間，最悪の事態が起きたためしはなかった。彼らが何も失わなかったということではない，彼らは失った。しかし，ほとんどの場合，事態はよりよい方向へと持ち直した。多くの人が，自分の万引き嗜癖と逮捕に感謝するようになるのだ。それは，彼らに助けを求めるほうに舵を切らせる。そして基本的な贈り物——自由，家族，友人，健康，慰安，機会——への大きな感謝へと導く。

　私たちは不公正なことのリストを作った。私たちが感謝し，幸運だと感じることを妨げるものを書き出して見てみることが必要だったからだ。私は古典的な心配をする人間で，すぐに悲観的な見方に傾いてしまう。それは古くからある冗談のようだ。「何が悲観主義者と楽観主義者を分ける違いなのか？　楽観主義者は，これは可能な世界の最良のものだと考え，悲観主義者は，世界はそんなものだと知っていると言う」。あるいはこのような別の言い方がある。「ある楽観主義者の信念は，ありがたいことに『これ以上いいものは得られない』というもの。ある悲観主義者の信念は，ありがたくないことに『これ以上いいものは得られない』というものだ」。

グラスが半分水で満たされているのか，半分空かというのは，ペテンにかける質問だ。なぜそのようにグラスを見るのか？ もしグラスの中に水があるのなら，水があることに感謝すればいい。もし空ならば，水がどこから来ても受け止めるグラスがそこにあることに，なぜ感謝しないのだろうか？

<u>幸運に感謝する私のリスト</u>

1. 私はまだ生きている（願わくば，あなたはこの良き宝物がもう死んでしまったすべての人々にも与えられていたことを考えてほしい）
2. 母は幸せで健康だ
3. 高校生のときに芸術のことで賞をもらった
4. 私は，高校の卒業式で開会の辞を述べる学生に指名された
5. 高校入学前の夏にフラッグ・フットボールの最優秀選手トロフィーを獲得したこと
6. 1991年の自動車事故で死ななかったこと
7. 私を受け入れてくれて，自分にとって良きお手本となる義父がいること
8. 私がC.A.S.A.を始めることを助けてくれたサポート・グループがあったこと
9. C.A.S.A.を始めるにあたって，助言者とセラピストに出会えたこと
10. 私のセラピストが，私をメンズグループに紹介してくれて，そこで親友の何人かと出会えたこと
11. 弟との傷を癒すことができたこと
12. 母と義父は，私が仕事を辞めることを支援してくれたこと
13. 私に良くしてくれる素晴らしい妻を得たこと
14. いい条件で仕事を辞めることができたこと

15. 友人の素晴らしいコミュニティーを持っていること
16. この本を出版するのに十分なお金を持っていること
17. 自分のビジネス・ミーティングで三度も気の利いた賞品をいただけたこと
18. 13年以上も再犯していないこと
19. 他の人を助ける機会を得たこと
20. 力が抜けたときに，ギター演奏の歌を書けたこと

あなたがこれまで得た幸運な休暇について考えてみよう。もっと悪くなる可能性があったが，そうはならなかったことを考えてみよう。今はじっくり考えてみるときだ。もしトラブルを抱えているのなら，身近にいる誰かに，抜け出す方向に動けるようにアドバイスをもらおう。

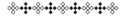

あなたの幸運／感謝リスト（作ってみよう！）

1.

2.

3.

4.

5.

6.

7.

8.

9.

10.

11.

12.

13.

14.

15.

16.

17.

18.

19.

20.

演習 4　店を避ける方法のリスト

1. 他の人に買いに行ってもらう
2. メールで注文する
3. インターネットで注文する
4. 店に電話で注文し，商品や食品を準備してもらい，取りに行く
5. 自分で家で物を作るか，リサイクルギフトを他の人にあげる
6. ガレージ・セールか蚤の市に行き，店よりは個人から物を受け取るところを選ぶ
7. 時間をつぶす新しい趣味を開拓する（ウォーキング，映画，運動，芸術，書道，新しいビジネスの計画）
8. 家のものを見直してみて，まだ使える，あるいは価値があるものを再発見する（衣服，音楽，本，食品，日用品）
9. 役に立つこととして，他の人と物々交換を活用することを学ぶ
10. 感謝の祈り：「私が必要なものはすでに持っている」，「盗みがもたらすもの以上に私には価値がある」，「私には与えられています」
11. パジャマのままで家にいる
12. 友人に支援を頼む
13. 万引きしたものを隠せるような衣服は着ない，ハンドバックやその他のものを持ち歩かない
14. かつて万引きした店は避けるように。犯罪の現場に戻る必要はない。実行しよう！
15. プロジェクト，趣味，あるいはほったらかしにしていた目標に没頭しよう
16. 店に行かない，あるいは万引きをしないために，誰か他の人と一緒にいるようにしよう

17. 特定の店に行くのはやめよう。行くのなら愛する人とで，自分に問題があることを伝えよう（ギャンブル嗜癖者はカジノに行くのに歯止めがかかればいいのと同じ）

<u>このリストにいくつかあなたのアイデアを付け加えよう</u>

18.

19.

20.

店に行かなければいけない場合，万引きする誘惑を最小限に抑えることに使える防衛法の例を示す。

1. ポケットか手に石を持ち歩き，お守りにしよう
2. 子どもか愛する人の写真を持ち歩き，それを見て，あなたを大切に思う人のことを思い出そう
3. 瞑想か啓示的な本を持ち歩き，自分自身に集中してみよう
4. ハンドバックは持たないように。小さな財布を持とう。あるいはハンドバックは空にしておかないように
5. 身体にぴったりとした服を着て，物を隠すことができないようにしよう
6. 出歩くときに，空の，あるいは半分物が入っていないバックや，バックパックを持ち歩かないようにしよう
7. 手はポケットに入れておこう
8. 店に入る前に買い物リストを作り，持ち歩き，それを守るようにしよう
9. 最初に予算を立て，それから十分賄えるお金を手元に持とう

10. 手形，郵便為替，デビッドカード，あるいはクレジットカードが助けになれば，それで支払おう

あなたのアイデアを付け加えてみよう

11.

12.

13.

14.

15.

16.

17.

18.

19.

20.

演習 5　日記をつけること

　日記をつけることは多くの人々にとって有益な足がかりとなるが，特に回復中の人たちにとってはそうである。毎日書くこと，詩，パターンや絵として描くこと，夢の記録，チェックリストも含まれる。このように書き留めることは，過去をより客観的に，はっきりと見返すことを促し，時間経過での重要なパターンの気づきを促す。何でも乗り越えていく際のはけ口，記録する素晴らしいやり方だ。

見本 1

　　今日は起きて，万引きをしないための最善を尽くした。私にはできると祈る。でも恐ろしいと感じる。落ち込む。淋しさを感じる。空虚さも感じる。自分が万引きをしたら，少し元気になることを知っているから。ひょいと車に乗り，店までドライブしたり，ただそこに入り，そこから出るのが非常に魅力的なのだ。しかし，私は人生の方向を変えようと努力している。他に道があるという信念を持たねばならないのだ。今，それに自分を託すのは，私にとって非常に難しいことだ。自分の周りにはそれができそうに思える人たちがいる。でも私はいつも考えてしまう。「自分は違う。自分にはできない。したくもない。そうするのが怖い。何か違うところが私にはある」。私は，人生がよくなるなんて思えない。時々良くなったように思うのだが，ほとんどの時間そう思えない。そしてこのことを非常に恥ずかしく思う。私はただ，すべてがOKであってほしい。でもけっしてそうではないようだ。人生をコントロールできないことは知っているが，でき

るようになりたい。幸せになる秘訣がわからない。時々，幸せがすごく遠くに離れていっていると感じる。自分が知っているすべては，私は死にたくないということだ。死にそうに思えるときでも，私は本当は生きたい。自分の心の中の一部分は，本当にただ愛したい，そして愛されたいのだ。多分子どもの頃，私は，純真さと，人生の不思議さを十分に経験したことがなかったのだ。今や私は大人で，あまりにも多くの責任があるらしいと感じている。支払われるべき請求書，人間関係，仕事がある。すべてが雑用のように感じ，自分はこの人生をどう生きていったらいいかがわからない。私はいつも前のめりになってしまい，転びそうだ！私は身体を立て直すために，後ろに下がる。盗みでさえ自分にはもう役に立たなくなった。盗みはただ私の人生を複雑にし，一層心配になり，落ち込ませるのだ。もっと痛みを自分と他人に生み出すのだ。私は自分がどうしたら幸せになるかをまだ知らないが，どうしたら自分の人生で新しい痛みを生みだすのをやめるかは知っている。私には今や，やることはたくさんある。もっとお金があればと思う。もっと力があればとも思う。もっと奮起し，人とつながっていればと思う。それは非常に難しいとも思う。今は赤ん坊のようにステップを踏んでいく必要があると思う。回復は旅のようだ。私は自分にあきらめることを許す必要がある。私は再び挑戦したい。

見本2

　今日は苦しかった。自分ではやり遂げたとは思っていない。少なくとも5回，私は何かを盗ろうという気になったことを数えることができた。この虫がどこかへ行ってくれないかなと願う。そうすれば事は簡単になるのだが。はじめは，今朝のガソリンスタ

ンドでのことだった。昨夜，もっと時間の余裕のある間にガソリンを入れておくべきだったのはわかっていた。今朝慌てていき，くそったれのポンプがうまく作動せず，それが最終的には動いたのだが，私が支払いに行ったときに長い列ができており，そこで私は思い巡り始める。「くそ！　こんなの信じられない。なぜこのガソリンスタンドはもっと人を雇わないのか？　これじゃあ仕事に遅れてしまう」。今振り返ってみると，自分にも部分的に責められることがある。私が列につくのが遅かったのだ。自分たちが住んでいるこの世界が理想的でないのは知っている。誰もがいつも急いでいる。そういうときはゆっくりすべきだ。雑誌を読んだり，列についている誰かと話をして，そのときを楽しむこともできたのだ。でもその代わり，ただ逃げて，ガソリン代を払わないことを考えた。幸運にもそれはしなかった。それからカウンターに行き，ガソリン代を払い，カウンターにあるガムとキャンディーから目をそらせるところに移動しなければならなかった。そこで小さな入れ物に25セント硬貨があるのに気がついた。そこへは余計な硬貨，つり銭を寄付するための入れ物だった。私は25セント硬貨を失敬しようとしたが，やめておいた。しばらくして車に戻った。もう出発しなくてはならず，ラジオをつけると，流れてくるのは気が滅入るニュースばかりだった。ラジオを消して，窓をおろし，自分に向かってくる風の音，匂い，そしてその感触を楽しんだ。私は穏やかな場所にいたのだ。何とか仕事に間に合い，ビルに入る前に深呼吸をした。そして小さなお祈りをした。私は，その日自分にやってくるかもしれないいかなる悪い力からも私を守りたまえと祈った。そういうことに影響されず，飲み込まれないように祈った。

　職場では一日の終わりまでうまくいっていたが，仕事が終わり，階段を上ってきたときに，二人の女性同僚が私のことで文

句を言い，見下している会話を聞いてしまった。それは槍で心臓を貫かれたような感じだった。私は通路で立ち止まり，どうしたらいいかわからなかった。一方では，二人にわからないようにこっそりと階段を下りてしまおうと思った。もう一方では，走り寄り，彼女らに「くそ野郎！」と言いたい自分がいた。しかし，傷つき，傷んだ自分は，どれだけ傷ついたか彼女たちに知ってもらおうと思った。だから私は階段をゆっくり登り，彼女らの前まで来た。彼女たちは，私が聞いていたのがわかったはずだ。黙っていた。私はソフトに，でも断固として「聞いていたよ」と言った。私は自分の席に戻り，どうすべきかわからなかった。

　昔なら何をしただろうかは定かではないが，多分私は店に行ってしまい，ちょうどアル中がバーに行くように，馬鹿みたいに万引きをしてしまっただろう。そうはせずに，また階段を降り，車に乗り，そのあたりをドライブした。そして車を片側に寄せて停まり，ハンドルを叩き始めた。本に書かれている汚い言葉のすべてを叫んだ。そして泣き始めた。5分経ったと思った後，私の全身はガクッと力が抜けた。それから仲間のリーに電話をかけ，話を聞いてもらった。彼が私の友人であって，うれしかった。

真価を認めてもらえないと怒りを感じる。
過去を持ち出されると私は傷つく。
注意を払ってもらえないと私は悲しい。
定期の請求書に対する支払いにトラブルが起きると恐ろしくなる。
よい時間を過ごし，批判せずにいられるとき，私は幸せだ。

<u>日記を書いてみよう</u>

演習 6　自分でグレーゾーン行動のリストを作ろう

　グレーゾーンで不正直な行動のすべてのリストを作ろう。誰も他にいなくても自分自身に正直になりなさい。それらの行動をとることについて，合理的だと思うあなたの言い分を書き出してみよう。それらの行動から利益を得ると思うことについて書き出してみよう。それから負の代償，あるいはそれぞれ可能性がある結果についても書き出してみよう。

<u>リストの例</u>
1. 値札の付け替え
2. 不正な商品返却
3. 試食
4. 些細な職場備品の盗み
5. 駐車料金メーターのごまかし
6. レジのミスを正さずに，おつりをネコババする
7. 遺失物や見つけたものを届け出ず，懐に入れてしまう
8. 不正な税申告
9. 映画館にこっそり入ること
10. クラブでの許可されていない特典利用

<u>あなたのグレーゾーン行動を挙げてください</u>
1.
2.
3.
4.
5.

6.
7.
8.
9.
10.

例

グレーゾーン行動

・個人用の事務用品を事務所から盗む

言い訳

1. それは盗みではない
2. 誰でもやっている
3. 会社は十分余裕がありそうだ
4. 仕事でそれらを使っている
5. 会社のために他のことは無償でやっている
6. それは小さな特典だ
7. 所有財産は共有すべきだ
8. ただの小物である限り，それは大丈夫
9. 私は小さな報酬，あるいは特別な何かに値する
10. 私は郵便局に行く余裕がない

感じられる恩恵

1. 何か小さな特別なものを得て，いい気持ちになる
2. 店に行く時間を節約でき，時間を有効に使える
3. 職場でより大きなものを盗ることを抑制する
4. 万引きするのを抑制する

5. 何かを取り返すことで葛藤を避ける
 6. それで安月給を我慢することができる自分に報いている
 7. 自分を助けるこのサポート・システムを持っていると知ることは私を慰める
 8. それは働きに行く目的の一つなのだ

代償／結果
 1. 捕まるのが恐くて，びくびく，おろおろ周囲を見回す
 2. 見つかったらまずい
 3. 見つかったらクビになるかもしれない
 4. 恥ずかしく，秘密で，気持ちよく目を合わせることができない
 5. 自分の回復を危うくする
 6. 偽善的だと感じる
 7. 自分に向き合い，自分の問題を見つめ，与えられた条件のもとで生きていくチャンスを奪われてしまう
 8. 静かに気づかれないようにしているほうが楽だから，仕事で自己主張的になる実践の機会を奪われる

メモ：

演習 7　無料景品やお得な商品を得る健全な方法

　私たちはみんなバーゲンが好きだ。ただで何か得するのが好きだ。創造的になり，私たちのニーズを時に満たす，安全で，楽しい無害な事柄を考え出そう。
　例：
1. 割引券
2. 蚤の市／慈善中古品市
3. セール品だけを買う
4. 無料サンプル提供日を利用
5. 工夫して，芸術的，あるいは機能的なものを創造する
6. お祭り，芸術／健康フェアで，しばしば無料のものが提供される
7. ガレージ・セール
8. 死後遺品の売立
9. 試験研究のボランティア
10. 競売

　注意：「ただで失敬する」ことの代わりに，私はこれらの健全に楽しめる可能な選択肢を使うことを勧める。しかし，個人個人の回復はさまざまだ。これらの選択肢が適切でない人もいる。嗜癖的パーソナリティの人々は，元来，ほどほどにバランスをとることが簡単にはできない傾向がある。

　私は「クーポン嗜癖」になっている数人に会ったことがある。彼らは，クーポンを集める，貯める，使う，改ざんする，蓄えることに執着していた。これは本当に回復の妨げになる。あなたは貯めることの魅惑

に抵抗できずに，クーポンを使って必要のないものを買ってしまって，結局はたくさんお金を使ってしまうということになりかねない。そして後で，罪悪感，戸惑い，そして恥ずかしさを感じてしまう。それは効果がないばかりか，万引き衝動の引き金を引くかもしれない。これがクーポンの働きだ，──あなたを虜にしてしまう。クーポンは間違った豊かさの感覚を与えてしまう可能性がある。

毎年 40 ドルで買うグルメの本から，私はクーポンを使う。たとえ中程度料金のレストランで二人用の一つのクーポンを使うとき，私は常にちょうど 10 ドルくらい払うようにとどめている。結局二人分の食事，飲み物，そして食前酒と時にデザートを加えても，チップを合わせると少なくとも 20 ドル使うことになる。

第Ⅰ部で紹介した私たちの友人，サンドラは，よく蚤の市で買ったり，売ったりしていた。彼女の家の地下室は，安価な小物が詰まった箱でいっぱいになって，結婚生活上のストレスを生んでしまっていた。蚤の市に通うことは，多くの時間，お金，そしてエネルギーを費やして終わってしまった。それらは他のところで，もっと建設的で生活の質を高めることに使えるはずだった。

---

*私は次の演習 8 〜 10 の引き金，警告サインと演習"自分の嗜癖がどのように自分に役立ったのか"の内容は，テレンス・ゴースキーの著書から引用している。また，私は Personalized Nursing LIGHT House, Inc. に，自分をカウンセラーとして雇用してくれて，この内容を多くのクライエントに数年以上にわたり教える機会を与えてくれたことに感謝する。

演習 8　よく見られる引き金とそれに対する対処法

　引き金とは，外界環境で出会う刺激のことである。つまり，人，場所，物，あるいは出来事で，それらが一連の考えや感情反応を引き起こす可能性があり，万引きや盗みの再発につながる。回復には，こうした引き金を避けることが必要だ。引き金は私たちを危機に陥れる。回復には，また引き金に対処するための対処技能を育てる必要がある。それらが生活圏に入ってきた場合には，そうしなければいけない。このため，生活スタイルも変えることが求められる。

　私にとっての引き金と対処技能を以下に示す。

Ｉ．人

【1】父（なぜなら父に会った際，私はしばしば怒り，罪悪感，悲しさ，落ち込み，不安を感じたものだ），特に酔っているとき

対処技能
1. 接触を避ける，あるいは制限するか，訪ねる際の時間を制限する
2. 腹を割って，自分の感じていることを父に話す
3. 自分の思いを日記に書く
4. C.A.S.A.かアダルトチルドレンのグループで父のことについて話す
5. セラピーやメンズグループでその問題を取り上げる
6. 自分の気持ちを家族や友人に話す
7. 訪ねたとき自問自答したり，自己肯定したりする
8. 思いが込み上げてきたら，深呼吸して，その場を去る

9. 父を訪ねる前や後に何か心が落ち着くことをする（体操，熱い風呂やサウナに入る，散歩するなど）
10. 相手との距離を考えて，どんな行動に我慢がならないかはっきりさせる

【2】特定の友人，あるいは家族（特定の友人は，避けたり，一緒にいる時間を制限しないといけなかった。彼らはまだ，アルコール，大麻，あるいは本当にテレビに嗜癖しているため，私をネガティブで嗜癖的なエネルギーのパターンに追いつめてしまい，私はゆううつになってしまうのだ）

対処技能
1. そのような友人を避ける，あるいは接触を制限する
2. 彼らと正直に話し合い，現在自分の課題や回復について作業することが自分に必要なことを伝える
3. 他の社会的付き合い，趣味のグループ，あるいはリカバリー・グループで新しい友人を作る
4. つながりを保つ別の方法を作る（電子メール，手紙，電話）
5. 他の人々ともつながりを持つためボランティア活動をする
6. 同僚と友人になる
7. 一人でできる趣味を持つ
8. ペットを飼ったり，今いるペットと過ごす時間を増やす
9. 自然の中で過ごす時間を増やす
10. 日記を書く

Ⅱ．場所

【1】店（当然だが）
対処技能

1. 店を避けるか，あまり行かないようにする
2. 他に過ごす新しい場所の開拓（ジム，映画館，博物館，自宅）
3. 他の人にショッピングに付き合ってくれるようにお願いする（他の人と一緒なら盗むことが少なくなるのであれば，一緒に行く。しかし店を避けるに越したことはない）
4. メール，インターネットで注文，あるいは前もって食品を頼んでおくか，配送してもらう
5. 郵便で雑誌を予約する
6. 盗んだりすることがない新しいところで買い物をする（蚤の市，あるいは慈善バザー）
7. お守りとしてポケットに平たい石を入れておく
8. 自分で芸術作品，衣服を作る，庭で食物を栽培する，使えるものを作る
9. 健康クラブに入会し，店から離れるようにする（買い物に使えるお金はどの道あまり残ってはいないのだが）
10. 店主に，自分が回復中の万引き者だと伝えておくと店主は私に目をつけ，それが抑止力になる

Ⅲ. 物

【1】コート，カセットテープ，特定の雑誌，漫画本，スケート・ボード，店の外に立てかけてある，あるいは他の人たちの家の前，ベランダの上にある新聞（私が万引きしていたか，盗んだもの，あるいは人生早期に自分が盗られたもの）

対処技能
1. 可能なら接触を避ける
2. もし遭遇し，イライラしたら，深呼吸をして，独り言を言い，離れる

3. セラピストと嫌悪療法をするか，自信があるなら自分でしてみる
4. 新しく楽しめる対象物を見つける。それには痛みを思い出すことはない
5. その対象物を保有していても幸せをもたらさないことを思い起こす
6. 自分の感情や体験について書いてみる
7. サポート・グループでそのことについて話してみる
8. 他にすることを見つけて，自分の心をそこから離す
9. 自分自身に新しく，よりよい種類の満足，あるいは報酬を与える
10. 大声を出すか，運動して，作り出された緊張を消し去る

Ⅳ. 出来事

【1】以下の情報または変化；職を解雇されるか，休職扱いを受ける。親しい人が死ぬか，病気になる。愛する人との関係が破たんする。昇進，あるいは自宅に移る。——こういうたとえポジティブな変化もストレスとなり，コントロール喪失や恐れの感情を生み出すことがある。特別なことが起こった日，あるいは休日もやはり出来事になる。私の引き金になる出来事の例としては，私がロースクールに入学してちょうど2カ月経ったとき，父が発作を起こし，そこで万引きが止まり，人生の新しい芽が出てきた。

対処技能
1. 大きな出来事で，私に強い情動を引き起こし，再発危機をもたらす恐れがあることをすぐに気づくように，注意を喚起する
2. セラピストと会う約束をする
3. 店から遠ざかる
4. 一人だけで長くいないように注意する
5. 自分の感情を書き留める

6. 祈り，黙想をする
7. サポート・グループに参加する
8. 一人にならない，良き友と一緒にいよう
9. 健康クラブで運動する，サウナに入る，熱い風呂に入る
10. その必要があれば，精神科医の診察を受け，投薬してもらう

あなた自身の上から10位までの引き金と対処技能のリストの作成

引き金	対処技能
1.	
2.	
3.	
4.	
5.	
6.	
7.	
8.	
9.	
10.	

演習 9　よく見られる警告徴候と対処方法

　警告徴候とは，精神内界での刺激（思考，感情）と行動パターン（例えば，嘘をつく）であり，レッドカードのようなものだ。もしチェックされずにいれば，それらは積み上がり，万引き，あるいは盗みの再燃に寄与する。

Ⅰ．思考

【1】人生とは不公平なものだ

　対処技能
  1. これまでに慣れてしまった後ろ向きの思考パターンに注意して，それにのめりこまないように
  2. この思考に対抗する新しい考え方，例えば，「わかってくれてありがとう」とか「そう，人生は不公平だと今は感じるが，盗みは本当の助けにはならない」と念じ続けよう
  3. 深呼吸を始めよう
  4. ゆったりしよう，横になろう，あるいは新しい考え方，呼吸，あるいは自分の身体について注意を向けたり，黙想しよう
  5. 考えや感情について書き出そう
  6. 誰かとしゃべってみよう
  7. 大声を出して，抑圧から抜け出すか，ストレス発散のために歩いてみよう
  8. 物事を違った方向から見られるように祈ろう
  9. 新しい感謝リストを見直したり，作ったりしてみよう
  10. ボランティア活動をして，恵まれない人たちを助けよう

II．感情

【1】怒り

対処技能

1. 以前から続く感情パターンに気をつけよう，裁くことなく，しかし負けてしまわないように
2. 深呼吸を始めよう
3. その感情を十分に感じる自分を許そう
4. その感情をさらりと手放すことを許そう
5. 叫んでみたり，木の枝を折ったり，枕を叩くなどの怒りの発散をしてみよう
6. セラピストか友人と話してみよう
7. 運動をしてみよう
8. 泣いてみよう
9. 書き出してみよう
10. 誰かと話してみよう

III．行動

【1】孤立する，グレーゾーンの不誠実な行動をやりだす，受動的になり，適度の自己主張をする代わりに怒りを溜め込む，他の人のせいにする，ミーティングに行くのをやめる，他の人の世話になる

対処技能

1. 以前から続く行動パターンに注意し，その危険性を認識する
2. 深呼吸を始める
3. なぜこんなことをしているのか自問する，自分は本当に回復に向けてコミットしているだろうか？
4. セラピスト，友人，あるいは自助グループの先輩と話をしてみる

5. 行動について書いてみる
6. 映画に行く（こそこそと入ってはいけない）
7. 何か芸術的なものを作る
8. 長い散歩をする
9. 身体を動かしてみる，そして声を出してみる
10. 掃除，計画，それらの実行

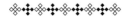

あなた自身の上から10位までの警告徴候と対処技能のリストの作成

警告徴候	対処技能
1.	
2.	
3.	
4.	
5.	
6.	
7.	
8.	
9.	
10.	

演習 10　自分の嗜癖が自分にどのように働き，作用していたのか

　正直になろう。あなたは，自分の嗜癖から何かを得ていたと感じているはずだ。ネガティブな結果にもかかわらず，やめようとしてみてうまくいかない無力感があったにもかかわらず，すべての嗜癖はその人の役に立つ報酬があり，認知されている利益があったのだ。このことを明らかにするのが肝要で，自分自身をよく知るためのみならず，万引きにより満たそうとしたニーズに見合う，よりよい方法を実行に移すのに役立つ。

　回復のための鍵は，課題に対応する新しい方法を編み出すことだ。ニーズに見合う新しい方法を見つけることだ。これには忍耐と自制心が求められる。嗜癖者は，ニーズに対する即席の解決を欲しがり，それについてのお決まりの，あるいは自動的なやり方ばかり発展させてしまうからだ。

例

Ⅰ．怒っているときに万引きは自分を慰めるのを助ける

帰結：万引きは，私を怒りから守った。私はそれを感じるのを恐れ，あるいはそれを他のことにかこつけてしまう。

代償：怒りを抑え，避ける方法として万引きを使うことにより，自分がストレス状態に対応し続けたことが今は理解できた。まだ怒りはくすぶり，いつもイライラしていた。血圧は上がり，怒りを持ち続けたために他の症状も出ていたことは確かだ。他人との境界をどう築いたらいいか，どう「ノー」と言ったらいいのか，より

健全な方法でどう怒りを表出したらいいのかを学ぶ機会を失っていた。このように周りの人に気を遣うことが続いた。自分ではただ外に出て，万引きをして，怒りを表していたことがわかっていた。しかし私は逮捕された。裁判費用，弁護士費用とセラピストにかかる費用がかかった。私は自分が感情的にお手上げ状態で，未熟なままだと感じた。私は人々を遠ざけた。なぜなら彼らは私の表面には現れない怒りを感じとれるだろうし，その怒りは，憎しみ，皮肉，嫌がらせの形をとって漏れ出していたからだ。

ニーズに応じた新しいやり方：私にはまだ怒りがある。この怒りに対処するニーズはまだあるのだ。激情と，現状で怒りがこみあげてくるときと同様，過去の未解決の課題から来る激怒への対応を選んでいる。私はこのことをセラピーで，そしてサポート・グループとメンズグループで向き合い，気持ちを書き出し，怒りを自分の外に出し，そして赤ん坊のように感情をそのまま解き放ったような叫び声をあげることが効果的であった。今では怒りは悪いものではないと，自分に言い聞かせている。それは，向き合ったり，表現することが必要な何かがそこにあると自分に伝えるメッセージだととらえている。今日自分が怒りを覚え，慰めが必要なとき，私はまず自分が怒っていることに気づき，これが潜在すると危険な感情であると認識する。店からは離れるようにする。妻か友人と話すようにする。怒りをサポート・グループで共有する。深呼吸して，散歩し，健康クラブに行くか，整体に行き，マッサージを受ける。時々ただふくれっ面をし，不機嫌になり，テレビをつけ，時々過食するのを容認している。まだ一番健康な対処技能とはならないまでも，少なくとも万引きと盗みは役に立たないことは自覚している。盗れば事態を悪くするだけだ。そう思い起こし，自分に「これもまた行き過ぎていくものだ」と言い聞かせる。自分の怒りの背景には，常に恐れと悲しさがあるのだと。

Ⅱ．喪失の空虚感を満たすために万引きしていた

帰結：万引きは，喪失の痛みから自分を紛らわすのを助けてくれた。しばらくの間は完全に満たされるように感じさせてくれた。痛みを麻痺させた。穴をふさいだ。悲しさ，怒りを麻痺させた。

代償：自分の人生における多くの喪失（両親の離婚，子ども時代がなかったこと，ロマンスがなかったこと，希望がなかったこと）の空虚感を埋めるために万引きをすることで，私は私たちすべてが経験しなければならない，必要な喪のプロセスが終わるのを自分自身に経験させなかったことがわかった。悲しみから目を背けて自分の心を守ろうとしていたが，守れなかった。私は打ちひしがれていた。心を閉ざし始めた。新しい人間関係や人生上の新しい機会にさらされることは，私にとって辛かった。空虚感を満たす代わりに，その穴をもっと大きくしてしまったのだ。人生で何であれ失ってしまうと，その喪失感を感じないように，それに向き合うことをしないため，私の恐れは増していったのだ。

ニーズに応じた新しいやり方：昔の格言に「人生は，獲得と喪失で経過する」というものがある。深い悲しみは，たとえすごく辛くても，普通の生の営みの一部分であることが今はわかっている。父が1993年に亡くなったとき，私は悲しみについてのサポート・グループに2年間通った。悲しみについての多くの本を読み，悲哀のプロセスを歩んだ。そうして，経験することが必要であると理解することができた。誰も深い悲しみについて教えてはくれない。自分には地図が必要だった。自分の感情，特に喪失への怒りについての納得のいく理解が必要だった。悲嘆の空虚を埋めるため万引きへ誘惑されるなら，自分にその空虚を埋める何かより健全なものが必要だ。サポート・グループ以外にはカウンセリング，有意義な儀式をすることがある（墓参りをする，ろうそくに灯をともす，よかった思い出について語ること）。

Ⅲ．パワー，コントロール感を感じるために万引きをした

帰結：私たちのほとんどが，生活環境について何らかのコントロールを持てていると感じることを望んでいる。しかし，思いがけず多くの場合私たちはコントロールできない。白旗を挙げ，自分たちができる範囲でいかに対応するかを学ぶまでは，恐ろしくて，イラついてしまうかもしれない。私は自分がコントロールしているという幻想を作り出すためによく万引きをしていた。それはまたとても効果があったのだ。何よりもまず，私はもし自分が好ましくない思いを感じていたら（退屈，落ち込み，不安，怒り，悲しみ，孤独感），これらの感情をコントロールできなかった。それらはただ私に迫ってきた。しかし，万引きをしたら，それらをコントロールできると学んだのだ。自分でそれらを阻止できた。つまり父の飲酒，両親の離婚，女の子が自分を好きになってくれること，人々が自分を認めてくれることをコントロールすることはできなかったが，万引きによって，少しは何かを取り戻したと思えたのだ。そして，それが自分を特別な存在と感じ，力強く思わせた。その何かに支払いをするために列につく必要はなかった。もし自分にお金の持ち合わせがなくても，待つ必要がなかったのだ。

代償：私は，パワーとコントロールの感覚，幻想をつかみ取った。しかし，実際は事態は悪化し，私は落胆し，コントロール不能に陥った。自分では万引きがやめられないという事実は，万引きの奴隷となっている徴候だったことが明らかになった。

ニーズに応じた新しいやり方：自分の人生での前向きな目標をとことん追求して，成功を目指す。本当の力は自分の中から出てくる，その力の源は，自分の外，つまり自分たちが生かされている大いなる力（ハイヤーパワー）から供給されることを思い起こすこと。自分を力づけ，落ち込んでいるときに自分の力を思い出させてくれる人たちとつながっていくことだ。

練 習

　次に挙げる事項の帰結，代償，そしてニーズに応じた新しいやり方を，あなたの万引きがいかに自分に役立ったかを示す以下の側面に対応するものとして，完成させなさい。

Ⅳ．自分がダメなやつだと感じたとき，自尊心を高めるために万引きをした

帰結：

代償：

ニーズに応じた新しいやり方：

Ⅴ．自分が落ち込んでいたとき，気分をよくするために万引きをした

帰結：

代償：

ニーズに応じた新しいやり方：

Ⅵ．孤独感を感じたとき，自分の気持ちを紛らわすために万引きをした

帰結：

代償：

ニーズに応じた新しいやり方：

Ⅶ．人生が不公平だと思えたとき，人生の帳尻を合わせるために万引きをした

帰結：

代償：

ニーズに応じた新しいやり方：

Ⅷ. 常に他人に与えていることにイラつきを感じているとき，自分に何かを与えるために万引きをした。それは自分に報いるための一つの方法だった

帰結：

代償：

ニーズに応じた新しいやり方：

IX．助けを求めるのを恐れたり，自己主張するのが怖かったとき，万引きをした

帰結：

代償：

ニーズに応じた新しいやり方：

X．そうすることで自分がよりテキパキしていて，賢いと思えたために，万引きをした

帰結：

代償：

ニーズに応じた新しいやり方：

| 演習11 | 12ステップと万引き嗜癖からの回復 |

　12ステップは，1935年に創立されたA.A.（Alcoholics Anonymous；アルコール症無名者の会）から翻案されている。そのステップは，事実上いかなる嗜癖から回復するための自助グループでも有効に使うことができるものだ。C.A.S.A.の開始に先立つ1992年，私は漠然と12ステップに親しんだ。特にステップ1（「われわれはアルコールに対して無力であり，生きていくことがどうにもならなくなったことを認めた」）に。

　しかしながら，私の最初のサポート・グループの体験は2年以上参加した（1991〜92年），S.O.S.（Secular Organization for Sobriety；しらふで生きるための世俗の会）だった。これは12ステップによるグループではない。私がC.A.S.A.を始めた1992年，私はS.O.S.から学んだより緩く，親しんだモデルを採用した。多少のおしゃべりは許され，ハイヤーパワーについてとやかく言うこともなかった。自らの回復の統合的な部分として，スピリチュアリティを明らかに自分のものとしているメンバーもいた。C.A.S.A.は，12ステップでの課題にも触れてはいるが，もっと緩いものである。私たちは電話によるサポートリストは持ったが，公式のスポンサー・スポンシー・システム（先輩による後輩サポート）はない。

　これまでの年月，私は12ステップについて多く学んできた。ソーシャルワークの学校でそれを学んだ。そして，自分の人生で取り組み，1997年からアディクション・カウンセラーとして，自分の能力の最善を尽くしてステップについて教えた。私は回復への異なるアプローチがあることを感じた。12ステップは貴重な道具（ツール）だと思う。いかなる嗜癖に対しても，12ステップをすでに使っている誰にでも，ステップは

ちゃんと容易に適応できるのだ。ステップに慣れていない人たちには，私はそれらを学ぶように促している。ステップについての本を読み，ステップ・ミーティングに参加するように勧めている。もしあなたが万引き嗜癖についてのグループを始めようと決めているのであれば，12ステップ・アプローチは優良な回復の道筋を示し，すぐに役立つ方策のいくつかを提供してくれる。

＊演習12の12ステップは，AAワールド・サービス社の許可のもとに再録。12ステップの再録と改作の許可はAAに私たちのプログラムが直接に結びついていることを意味しない。AAはアルコール症だけの回復のためのプログラムである。AAのステップを使うこと，あるいはAAにならったパターンのプログラムや活動と連合したステップの改変版は，他の嗜癖問題に対応するものであり，他のAAでないグループでの使用は意味づけが異なってくるものではない。

演習 12　AA の 12 ステップ

1. 私たちはアルコールに対し無力であり，思い通りに生きていけなくなっていたことを認めた．
2. 自分を超えた大きな力が，私たちを健康な心に戻してくれると信じるようになった．
3. 私たちの意志と生き方を，自分なりに理解した神の配慮にゆだねる決心をした．
4. 恐れずに，徹底して，自分自身の棚卸しを行い，それを表に作った．
5. 神に対し，自分に対し，そしてもう一人の人に対して，自分の過ちの本質をありのままに認めた．
6. こうした性格上の欠点全部を，神に取り除いてもらう準備がすべて整った．
7. 私たちの短所を取り除いてくださいと，謙虚に神に求めた．
8. 私たちが傷つけたすべての人の表を作り，その人たち全員に進んで埋め合わせをしようとする気持ちになった．
9. その人たちや他の人を傷つけない限り，機会あるたびに，その人たちに直接埋め合わせをした．
10. 自分自身の棚卸しを続け，間違ったときは直ちにそれを認めた．
11. 祈りと黙想を通して，自分なりに理解した神との意識的な触れ合いを深め，神の意志を知ることと，それを実践する力だけを求めた．
12. これらのステップを経た結果，私たちは霊的に目覚め，このメッセージをアルコーホリクに伝え，そして私たちのすべてのことにこの原理を実行しようと努力した．

以下に，嗜癖的・強迫的万引き，あるいは盗みからの回復に12ステップをどう生かすかについての考え方を示す。

ステップ1

私たちは万引き（盗み）に対し無力であり，思い通りに生きていけなくなっていたことを認めた。

これを認めるのにはずいぶん時間がかかったし，今でさえ他の嗜癖者と同じく，私は治ったし，そんなものは振り落としたという考えに容易にはまり込んでしまう。「否認とは異国のただの川ではないんだ」とは，回復者の間でよく言われる言い回しだ。しばらくの間，私は，盗みは一つの選択だと自分に言い聞かせていた。──結局のところ，私は毎日は盗っていなかったし（少なくとも初期の頃は），そして盗るのをやめていた時期もあった。それはよく見られることなのだ。逮捕後と保護観察期間の6カ月は毎日やめていた。学校が始まったり，新たに女の子と付き合いだしたり，人生の新しい局面が始まるときは，いつも少しの間はやめていた。

しかしながら，究極的には私は盗みに対してはまだ無力だった。私はそこに戻る必要を常に感じていたからだ。無力さは，"何の教訓も得ない"ことによって測られるであろう。そうだ，1990年までは，最初の逮捕と店主による切実な願いを受けた後，自分の人生がどうにもならなくなるのを見た後，さらに2回目の逮捕の後でさえ，私はやめられなかった。盗み，とりわけ万引きは私のドラッグとなっていたのだ。どのような結果になるのかという恐れも私をやめることはできなかった。

私はまた，自分の人生がどうにもならなくなっていることを長い間否認していた。物事が常に自分の思い通りにいかないとわかっていた──お金，成績，恋愛，情緒面，目的の明瞭さも──しかし，私はそ

うした「どうにもならないこと」がいかにして生じるのかわかっていなかった。私は盗みを自分の感情，環境，葛藤，人間関係を管理する一つの方法として使っていた。

　もし2回も捕まって，ずっと不安で落ち込んで，いつ収監されるか，ロースクールから放校されるかするような人に言えない生活をし，それがどうにもならなかったなら，一体どうなってしまうのだろう？　しかしながら，嗜癖者にとって常にもっと深い底つきが，私たちが目覚めるためにはあるような気がするのだ。

　目覚めよ！

　今こそ万引きが自分の人生を乗っ取ってしまったと認めるときなのだ！　乗っ取られてしまったのだ。あなたの人生はどうにもならなくなっており，盗みはあなたがそれをどう正当化してみても，実際には何の助けにもならなかった。それはあなたを傷つけ，他人をも傷つけていた。嘘にまみれ，ごまかしだらけの人生になってしまっていた。もし盗むことが解決だというのなら，なぜあなたはまた落ち込み，不安になり，不幸で満たされないのか？　どんな問題が山積みになっているのか？　法的？金銭的？関係性？情緒的？仕事？健康？自尊心？スピリチュアルな側面？　多分それらすべてである。しかし，希望はあるのだ。

　無力とは，初めに私たちが感じたものだ。そして私たちは万引き，あるいは盗みを通じて力を取り戻そうと努めた。しかし，それはうまくいかなかった。私たちは余計に人生に無力を感じ，結局万引きについても無力を感じた。私たちは繰り返し，ステップ1の正気に立ち戻る必要がある。

ステップ２

自分を超えた大きな力が，私たちを健康な心に戻してくれると信じるようになった。

　ステップ１とステップ２は，私にはとても密接に，共に心に入ってきた。1990年のはじめに私が底つきをしたときだった。ちょうどガールフレンドと別れて，自殺しようかと思っていたとき，私は，盗み，人生，そしてそのコントロール能力に関して自分の無力さを悟った。奇跡的に，自分に助けが必要だと悟ったのだ。そして私はそれを求めた。25歳だった私は，両親にカウンセラーに会わせてほしいと頼んだ。私にとり，それは自分を超えた偉大な力（ハイヤーパワー）のおかげだった。

　回復者仲間の中でしばしば言われることに，他の人を自分のハイヤーパワーにしないようにということがある。でも少しの間，私にはそうすることが必要だった。私のセラピストが私のハイヤーパワーだった。私は神に盗みの衝動をとってくれるように祈ったが，その効果はなかった。神が私を助けるためにセラピストを地上に遣わしたのだと，私は信じようとした。

　助けを求めた過程で，私は自分をまた正気に戻してくれるであろう生まれながらの信仰心を持っていたに違いない。これまで正気というものを知っていれば，との条件付きだが。自分ではそのことにあまり確信が持てなかった。しかし，私は人生が狂ったものになっていて，助けがなければもっと悪くなるだろうということがわかっていた。それ以来，私はより正気であり続けようとしている。少々回り道をしたこともあった。正気とは連続体だと思っている。多くの人たちは，正気をどう定義していいかわかっていないし，それを実感している人はさらに少ないのだ。

　あなたにとって正気とはどんな意味を持つだろうか？　私にとってそ

れは役に立つ考え方であり，行動の方法である．逃げ出すことでも感情に圧倒されることでもない．過去，あるいは将来に生きることではなく，できるだけ現在を生きることだ．それは心の平穏で，何が起ころうとすべてうまくいくことを知っていることだ．

私の万引きは，内なる狂気と怒り，恐れ，そしてひねくれた考えが外に向かって表現されたものの一つだった．長い間私の人生は狂ったもので，盗みこそは狂った世界で自分にとってただ一つの正気なことだと正当化していたのだった．ほとんどの嗜癖者は，自分の嗜癖が人生への論理的で正気な反応だと信じている．

時間が経つにつれ，自分はよりスピリチュアルになり，今やハイヤーパワーとアクセスすることができる．そうするために私は立ち止まり，あるいはゆっくりと動き，深呼吸する．自分に正しい質問をするか，神から授かった知恵により，ハイヤーパワーに導かれている自分を心の中で受け止める．

ステップ3

私たちの意志と生き方を，自分なりに理解した神の配慮にゆだねる決心をした．

自分に問題があり，人生が破たんしているのを認めるのと，助けが必要だとわかる．これは，信仰心が生まれたときに何か良いものになると信じることとは別のことである．しかし，これはあなたの意志をこれまでいつも知っていた方向とは違うところに導く，大きな飛躍だ．

今日に至っても，ステップ3は私にとって最もきついステップだ．とても簡単にできそうに見えて，しかし私の意志をたやすくつまみ出してしまう．私にとってステップ3は，自分の意志へ抵抗する，あるいは万引きや盗みによって人生の近道を望むことへ抵抗するのみならず，実際

人生はこう進むべきだという身勝手な考えに傾倒するのをやめることを意味する。結局これが，自分の盗みが始まってしまうことになった本当の源だ。不公平だと思う気持ちが，思うようにいかない人生に伴い生まれたのだ。ほとんど毎日，その課題と直面する。受け流せると感じられる日もあるようになったが，まだまだ頑張るし，ずっとそうし続けるつもりだ。

　万引きの誘惑に直面したとき，自分たちの中にある"品格の低い力"は，心の痛みを和らげるための他の方法は盗る以外ないと私たちを信じさせようとする。自分たちは盗む資格があり，盗まないことは勝利というより実際は敗北なのだと信じさせるのだ。自分の意志は，まっさきに，そして一番やかましくしゃべりだす自我の一部である。何が欲しいか聞かれたとき，その部分はこう答える。「私はあれが欲しい。誰かを傷つけたい。おあいこにしたい。私にはその権利がある！」。私の中のハイヤーパワーは，自分が委ねる決心をしたときには，私が本当に欲しいものについての問いには次のように答える；平和，愛，協力，すべてなるようになることを知ることだと。

　ステップ３は，私たちの命の方向をハイヤーパワーの配慮に委ねようとするものだ。あなたは多分次のように言ったことがあるだろう。「私は以前は期待していたものだ。そしてどうだったと思う？　自分のやり方はベストではなかったかもしれない。もしそうでなかったら，少なくとも自分のせいにはできる」。

　ステップ３は信仰の飛躍だ。ほとんどの人々，特に嗜癖者が自分自身のやり方を手放すことだが，他のやり方にオープンになることが難しいのは，全然不思議なことではない。私は，ステップ３を身につけることができたとき，自分で自分を操作しようとしたり自分で何とかしようとしていた頃よりも，物事がよりよく回るようになった。例えば，自分の盗みは人生を公正にするための努力であり，人生を上向きにしていく一つの手段だったが，そうしようと努力をする限り，落ち込んだ気分が続

くのだった．それは正気の沙汰ではなく，ネズミがもうそこにはないチーズがあった場所に戻るようなもので，同じことを繰り返しながら違った結果を期待しているようなものだ．私は戦い続けることはできたが，徐々に他の方法があって然るべきだと悟った．自分一人だけで物事がよくなると期待するやり方は，手放さなければならなかった．自分だけでやることを続けていたら，この本を完成することはできなかっただろう．私のハイヤーパワーは，他の人たちの助けを得ることと自分の人生に対する戦いの降伏を私に勧めたのだった．

ステップ４

　恐れずに，徹底して，自分自身の棚卸しを行い，それを表に作った．

　ステップ４は挑戦的であり続ける．それは世界を責めるのをやめて，自分に向き合うことを私に求めるからだ．それは，初めは難しく，自分が犠牲者のように感じてしまうことに再び陥ると，またきつくなる．私が本格的に，セラピストとステップ４を始めたのは1990年のことだ．そのとき私は，内面を見つめなければいけないと悟った．万引きだけではなく，罪悪感を感じる盗みや他の行為についてもである．それは弟に対する虐待，ガールフレンドに関するごまかし，性急さ，貪欲さ，支配しようとする傾向である．自分の隠された側面，自分ではっきりさせようとしない事柄，他人に投影しようとする自分自身の側面，特に父親に責めを負わせる面について認めなければならなかった．

　ステップ４に取り組む際，私はまた自分自身のポジティブな面を回復させる必要があった．恥ずかしさのために思い出すことをやめた自分自身の道徳的な部分についてもそうだ．そこに，私が“回復”という言葉を考える本当の由来がある．他人を大事にし，自分自身を大事にする心の部分で，純粋，かつ見せかけではない私の正直で，良い部分を復活さ

せる必要があった。ある意味，ネガティブな自分の面を認めるよりも自分のポジティブな面を復活させるほうが，私にとっては難しかった。

ステップ5

　神に対し，自分に対し，そしてもう一人の人に対して，自分の過ちの本質をありのままに認めた。

　C.A.S.A. を始めるのに先立ち，私はセラピストに自分の誤りについての本質を告白した。このことは，自分が盗んだもの，そしてどれだけのものを個人を含む誰から盗んだか，特定して伝えたことを意味する。これは，自分が盗んだことをただ認めるだけでは十分ではない。若干浄化され，解放されたようには感じるのだが，何も残らない。

　さらに，私の誤りの正確な本質は，盗みの行動だけではなく，他の行動も含まれるのである。例えば，不貞行為，他者を裁いたり，自分の権威の乱用である。それらすべての行為のもと，自分の誤りの正確な本質は，自分が利己的で，貪欲で，支配的で，せっかちで，批判的で，操作的であることだと思われた。つまり，私は愛よりもほとんど恐怖から行動していた。私は，愛や信頼よりも恐怖を選んでしまった。そしてこのことについても自分を許さないといけない。私はそのときにできる最善を尽くしたのだ。

　ステップ5は，自分たちに3つの源があることを受け入れることを求めている。ハイヤーパワー，私たち自身，そしてもう一人の人間だ。古いことわざに，「もし他の誰にも正直になれないのなら，少なくとも自分自身には正直になりなさい」というものがある。しかし，そうする努力を他の誰かと共有しない限り難しいときもある。そうすると，あなたが忘れてしまったことを思い出し，しっかり自分と向き合っていなかった事柄がわかってくるのだ。このことを本当だと私が自覚するのは，祈

りの文句を唱えているとき、告白をしているとき、あるいは自分が頼りにしているハイヤーパワーに許しを請うときにである。私はこれを心の中で大声を出してする。祈りの場で、父のお墓の前で、日記を書きながら、大声でやるのだ。これにはいろいろなやり方がある。それぞれ自分に合ったやり方を見つけるべきだ。恐れることなくベストなものを探し求めることだ。

　ある意味で、私は自分の万引きにまつわるさまざまなことを、この本を通して、そして新聞・雑誌、そしてラジオやテレビでのインタビューを通して語ってきた。誰に語るかについては注意してほしい。それは本当に危険が伴う。その人がどう反応するかわからないからだ。いいスタートは、公正で、決めつけない人（牧師、ラビ、セラピスト、スポンサー、あるいは信頼している友達といった人たち）を選ぶこと、または秘密が守られるサポート・グループのミーティングがよいだろう。ただ注意してほしい。ステップ5を、あなたの罪の意識や罪悪感を取り除くためだけの懺悔として使わないように。それは盗ることを容認してしまうことになる。私はサポート・グループでそれが起きるのを見てきた。そしてまた、そのことで同様に罪悪感を持ち続けている。

ステップ6

　こうした性格上の欠点全部を、神に取り除いてもらう準備がすべて整った。

　ステップ6は、私にとってステップ3のようなものだ。何でもする準備ができたというのは、ほとんどの人にとって怖いことだ。そして真に深い変化に自分を委ねることは、死に直面し、死に降参し、大きな深淵に向かって、崖を飛び降りるような気持ちになるだろう。

　性格上の欠点とは何を意味するだろうか？　これは油断ならないもの

だ。自分自身のいかなる部分にも見られ，これが自分や他人を苦しめる。これには，性急さ，完璧主義，貪欲さ，不誠実，自己中心的などが挙げられるだろう。ステップ6は，他のステップと同じく，現在進行形で再生サイクルの一部分だ。それは繰り返し，繰り返しなされるものである。だから1回で「ちゃんとしないといけない」などと怖がらないでほしい。それでは完璧主義になってしまう。最初の5つのステップをやり遂げた後，ステップ6に移ってほしい。誠実さと純粋さの心で，一気に入っていこう。そこで黙想して，心の内なる知恵と力に委ねよう。好奇心を持とう。自分の前に性格上の欠点リストをぶら下げる必要はない。自分の欠点が何かをあなたは知っている。それらがあなたを悪い人間にしたのではないが，あなたに深い平穏さと成長を経験させることを妨げていた。ただ心を開いてみよう。

最近私は一人の警察官から招かれ，彼が10代の万引き犯を聴取する2時間の介入を観察するように言われた。その警官は，七つの大罪に関連した，人々が万引きする共通の理由のリストを作った。貪欲さ，嫉妬，妬み，怒り，怠惰，暴飲暴食，そして情欲だ。あなたはそれらのどれに関係があるだろうか？

ステップ7

私たちの短所を取り除いてくださいと，謙虚に神に求めた。

私は「謙虚に」という言葉を強調したい。それは自分たちだけではできず，ただ神に祈ることを思い起こさせる。私たちはお願いをして，忍耐を持つのだ。嗜癖者は，自分の信頼を自分以外のものに寄せ，即座の解決を希求する。乱用薬物，ギャンブル，あるいは万引きに頼ってしまう。回復の英知は，各ステップが連続する行程であることを認識する。だから謙虚に，時々，——あるいは頻回に——十分に用意ができたと

きに自分の短所を変えてくださいとお願いする必要がある。時が経つにつれ，あなたは自分の欠点が何なのか，よりはっきりした認識を持つようになる。私の性格上の欠点は，性急さかもしれない。私の欠点は，妻に対する性急さなのだろう。彼女が何かをするのに，私がする場合よりも時間をかけるときにそれは出てくるのだ。私の完璧主義も性格上の欠点だろう。誰か他人が，私の基準に達しない何かをしたときに，批判をすることも短所なのだろう。

ステップ8

　私たちが傷つけたすべての人の表を作り，その人たち全員に進んで埋め合わせをしようとする気持ちになった。

　自分の回復を通じて，私は万引きによって多くの人を傷つけたことがわかった。自分が盗んだ直接的結果としてだけではなく，嘘をついた結果として，信頼を裏切ったこと，他の人をもっと十分に愛することができなかったこと，あるいは彼らの愛を受け入れることができなかった結果もそうなのだ。その"傷つけ"は，他人が私に対して抱いた憂慮から来ていた。そして，積みあがった怒りと苦々しさはさまざまな形で他人に降りかかっていった。私の密やかな嗜癖的生活が，他の人たちの私への愛・信頼を汚してしまった，あるいは打ち砕いてしまった。
　また自分が迷惑をかけたリストの中には，私が万引きした店も入っている。その店の人たちを個人的には知らないわけだが。私はその人たちにかけた迷惑について思いをめぐらした。多分ほとんどの万引き嗜癖者にとり，このことを感じ取るのは難しいことだ。店は非個人だし，私たちは自分の万引きが引き起こした害を直接的に見ることはないからだ。自分たち自身が真の犠牲者なのだ，という思いに立ち戻るのは容易だ。しかし，店の人たちもリストに入れよう。あなたが盗みを働いた対象と

なった人々，仕事，事務所，団体・グループ，あるいは場所のリストを作ろう。

ステップ9

その人たちや他の人を傷つけない限り，機会あるたびに，その人たちに直接埋め合わせをした。

　直接の埋め合わせをするのは，現在進行中の過程である。埋め合わせは謝罪で始まるかもしれないが，それから通常さらなるものが必要なのだ。私は常に言っている。友人，家族，そして社会に償える最良の埋め合わせは，よき回復プログラムを実行し，破壊的行動に至るのをやめることだ。それが私たちに求められている。失った信頼に埋め合わせをするのは，時間と忍耐が必要である。人々とその所有物を日々尊重するのは，他の人に償いをするためのとてもよい方法だ。私が万引き嗜癖のサポート・グループを始めたのは，ある意味，自分が盗んだことに対する社会へのお返しの一つの方法である。

　盗んだものをその人や店に実際に返却することについて，まず取り上げて考えてみよう。時にそれは，他人に対しても自分自身にとってもいいことより害になることも起こりうる。自分自身に問いかけてみよう。盗んだものを返すあなたの意図は何か？　そうすることで自分の気が晴れるのか，それが他の人のためになるのか？　時々，盗んでしまったものを返却したいと思い立ち，そのことで危険を冒すことになりうることに気が回らないのだ。店の人たちは寛大でなく，あなたを起訴するかもしれず，それがあなた自身を，そしてあなたが愛する人々をも傷つける可能性が出てくる。もし盗んだものを匿名で返したり，あなたが盗んだ店，あるいは人に寄付をするとしたらどうだろうか？　友人から煙草1箱を盗んだとして，何も言わずに彼に別の1箱を買ってあげてもいい。

これで十分である，あるいは十分でない場合もある．それはあなたが判断することだ．あなたが選ぶことだ．

ステップ 10

自分自身の棚卸しを続け，間違ったときは直ちにそれを認めた．

このステップは非常に重要だ．回復はもつれた糸をほぐす過程であり，過去を手放す過程である．しかし，一方で私たちは現在に生きており，新しい葛藤（あるいはカルマ）を毎日，刻一刻作っている．もし私たちが自らの歩んだあとを自ら浄めていくのなら，過去の混乱を後から浄化することは減るだろう．でも簡潔に言おう．自分の回復から得られた最大の贈り物の一つは，自分が悪いときには簡単に認めることができることだ．「私が間違っていた」，「あなたが正しい」，あるいは「悪かった」と言うことは，あなたが口にすることのできる最も安心できる言葉だ．個人的棚卸しをするのに適した時間は，一日の終わりかサポート・グループの機会である．

ステップ 11

祈りと黙想を通して，自分なりに理解した神との意識的な触れ合いを深め，神の意志を知ることと，それを実践する力だけを求めた．

「なぜ祈り，黙想するのか？　自分はもう盗っていないし，自分の人生は再び何とかなるものになっている」と言う人もいる．私もそうだった．そして今もそうだ．祈りと黙想にはどんな効果があり，それによって得られる回復の十全の価値を理解しているかという問いである．嗜癖者は自分がコントロールできるようになったと考え，自分自身を偽るの

が得意なことを思い出してほしい。彼ら自身が問題の唯一の原因であり，唯一の解決策なのだと考えてしまうのだ。これは力を生み出す信念のように思えてしまう。そうではない。危険なのだ。私は，万引き嗜癖になるにあたって自分がいかに大きな役割を演じたかはわかっているが，私はまた遺伝，家族，環境，文化，そしてこの世界の産物でもある。私は自分の行動において，共同体における不健全な大衆意識に影響されやすかった。私が私であるためには，自分自身を超えるのを助ける必要がある。アインシュタインは言った。「この世界の諸問題は，問題自体が生じたときの考え方のレベルでは解決することは不可能だ」。

　祈りと黙想のやり方はいろいろある。私にとってそれらは，全体につながっていて，私を集中させてくれて，私の最も真で力強い力を私にもたらすと感じさせてくれる方法である。黙想しなければ，私は繰り返し，繰り返し，自分の自我が勝手に走り出してしまうのがわかっているし，たとえ盗まなくてもみじめになり，神経が苛立ってしまう。回復の誓いは，これよりずっといい状態を続ける。

ステップ12

　これらのステップを経た結果，私たちは霊的に目覚め，このメッセージを他の嗜癖者に伝え，そして私たちのすべてのことにこの原理を実行しようと努力した。

　ある意味私は C.A.S.A. を始めることで，正にステップ12に至ってしまった。他のステップを徹底的にやってみる前にである。しかし，自分ではまた，ステップの理解を助けるためにグループが必要だったのだ。ステップ12は，終わりではなく始まりだった。それは，ステップ1に戻る前の論理的な方向転換点なのだ。「手放すことを続けるだけ」が共通する回復の合言葉だ。自分の回復を通じて真にあるレベルのスピリ

チュアルな回復を達成しているのならば，なぜそれを自分自身で保ち続けたいと思うだろうか？　街角に出て，お説教をし，人集めをしろとは言わないが，あなたの回復を，あなたの人生に現れた他者と分かち合うギフトとしてもたらすことだ。それはミーティング会場に来てくれた新しい仲間でもいいし，日常生活で出会った人でもいい。しかし回復中の世話人として，自分が救う必要がある第一の人が自分である場合に他の人を救おうとしだすのは危険だ。バランスというものがある。私たちはある日そのバランスを見つけるだろう。毎日その時々で調整するのだ。一日一日着実にいこう。

<u>12 ステップについての覚書，感想</u>

演習 13　生活上のハプニング：質問

　以下の生活上の出来事についてどのように対応しますか？

・財布を無くす
・誰かがあなたの車にぶつかる
・職を失う
・病気にかかる
・一人ぼっちになった
・知人がすべての運をさらった
・店があなたの商品を交換してくれない
・店主に粗雑に対応された
・株で大損した
・スピード違反で捕まる，あるいはタイヤがパンクした

　どんな生活上の出来事が，あなたの万引きをしたい衝動に火をつけますか？

第Ⅳ部
関連する話題

22

ポールの物語

　ポールはマネージャーで中西部の小売店の共同経営者だった。物腰が柔らかく，優しいが頑固で冷酷な面もあった。彼の短い話は，現実の人々が万引きと労働者の窃盗にいかに悪い感情を抱くかを教えてくれる。店のタイプや大きさに関係はなく，そこで働く人々のストレスは明白だ。物を盗まれるのは名前がなかったり，顔がなかったりする人々ではなく，現実の人々で，現実の生活がそこにはある。

❖•❖•❖•❖•❖•❖•❖•❖•❖

　父がこの仕事を1950年代に始め，私（ポール）が一緒に経営を行うようになってから20年が経つ。商売を続けることは徐々に困難になっていて，そんな人は私だけではない。前提として，非力な個人事業主にとって，巨大なフランチャイズや企業複合体が渦巻くビジネスの世界で生きていくのはどんどん難しくなっている。それだけでも十分なのに，それ以外に，どんなビジネスにもあることだが，特に私たちにとっては重要な問題がある。製品が窃盗によって足りなくなったり，なくなったりすることだ。

　状態は年々悪化している。万引きによって外部の者が盗むこともあるし，もっと失望するのは内部の者，つまり従業員による盗みだ。あ

る日私は小売業者の統計を見ていた。そこにはどちらのタイプの盗みも 9/11［訳注：米国で 2001 年 9 月 11 日に起こった同時多発テロ］以降，経済が悪くなるとともに増えていると書いてあったが，私は従業員による盗みの増加が最も劇的だと思った。60％は増えていた。実際に自分の店でその現象を見ていたから，そこに疑いの余地はなかった。大変なことだ。誰を信じたらよいものか。友人や家族も雇っていたが，彼らでさえ，盗んでいた。もはや誰も信じられない。それは悲しいことだ。

　多くの人々にとってそれはある種の権利なのだろう。特に私が最も雇う可能性が高い，若い人々にとっては。そんなことをする連中はその権利があると感じていて，彼らにとって盗むことはそんなに悪いことではないのだろう。彼らは単独で盗むこともあれば，共謀して盗むこともしばしばだった。客による万引きは，従業員による盗みと比べて重要度は低かった。

　彼らが，そのことがどれだけ私の家族を傷つけるか理解していないと思う。金銭的にだけでなく，感情的にも辛いのだ。私が成長を見守っている子どもたちもいたからだ。私たちは彼らを指導していた，少なくともそうあろうとしていた；お金を貸し，他の方法でも援助しようとした。彼らのうち一人を大学に入学させたことだってある。だからとても悲しい。恐怖を感じずに仕事に行かない日などほとんどない。いつもイライラしていた。四六時中従業員を監視しないといけない状況では，経営を続けようとするだけでも十分嫌な気分だった。楽しくない。彼らは私のことを好きだというふうに装うし，忠実だと装うのだ。私は従業員によくしてやったと思う。小さな会社を経営するものとして，よりリラックスできる職場，働きやすい職場，個人的なつながりを強くするように努めたが，そんなことは関係なかったのだろう。従業員割引，褒賞，ボーナス，信用貸し，商品券，従業員が物を盗まないよう，なんで

も与えた。しかし，何の役にも立たなかったようだ。

　私たちは多くの防犯を試みたし，それは素晴らしいことだ。最高のセキュリティを持っていたわけではないが，それなりのものはあった。経歴の審査をそれなりに行い，電子式の盗難防止タグやゲートはつけなかったが，主に従業員を監視するために盗難防止カメラをつけた。しかし，経費も高額になるので，防犯カメラに納められた映像のチェックは十分にはしていなかった。私たちは多層階のビルを持っていたが，上の方の階は閉めなければいけなかった。その部分はただの倉庫として使っていた。従業員はその窓から外に向かって物を投げ落とすことで，仲間の従業員に物品を渡していた。

　従業員たちは仕事中に携帯電話を持っていて，彼らの一部は外部の仲間に，例えば私が顧客の相手で手一杯なときのような，盗んでも安全なタイミングを知らせていた。狂っている。私は仕事中の携帯電話の使用を禁じようとしたが，強い抵抗にあった。このごろの子どもたちは緊急時の連絡用として携帯電話を必要とするし，あるいはそれが当然の権利だと思っている。私は彼らに，自分は携帯電話がなくても生きていると伝えようとした。もし誰かが緊急の用事があるのなら，その誰かは店の電話に連絡することもできる。私が困ってしまったのは，どの従業員から始めたらいいかわからなかったことだ。携帯電話を禁止したり，他の厳しいルールを課すと，私のために働いてくれる人が誰もいなくなってしまう。

　そして，私はビジネスを大幅に縮小しなければいけなかった。理由の一部はもちろん競合する店や経済の状況だったが，従業員を増やすたびに物品の不足も増えたことも原因だった。15人の従業員全員を監視するのは難しすぎる。今では従業員を5人に減らした。大きな店がやるような警備員を雇ったり，より高度な警備システムを入れることも考えた。しかし，率直に言って，彼らは何百万ドルもそのための経費として使っているが，その問題は解決していないのだ。

おそらく，一番いい従業員は最もよく盗む従業員なのだろう。システムを熟知し，セールスやカスタマーサービスでも活躍して信頼を獲得し，その後に背くのだ。そんな従業員を何人もクビにしてきた。あたかも優秀でない人を雇ったほうがいいかのようだ。なぜならそんな人たちのほうが，悪賢くないのだから。

　店で盗んだ服を職場に来てくる度胸のある子もいた。でもそれを証明するのは難しいことだった。彼らはときに服からラベルを剥がしたが，そんなことは何の意味もなかった。彼らが盗んだことをより確信させる以外には。そして靴だ。彼らは靴も盗んだ。何が盗まれて，誰がより犯人らしいかを把握するために，彼らの靴のサイズを控えておかなければいけないような状態だった。

　服を着るだけでなく，彼らは他のものも盗んだり，使ったりした。彼らが盗んだものを売っていたことも知っている。あるときお客さんが商品を返却しに店に来たが，スキャナーで調べるとそれを売った形跡はどこにもなかった。カウンターにいた従業員はそわそわし始め，お客さんに料金を支払わせようとした。そのとき，明らかになった。私はその場で彼をクビにした。しかし現行犯で捕まえられることは稀だ。

　他には例えば私の友人が，店の従業員が商品を公園で売っているところを目撃したことがあった。私は町の外に出ていて，従業員が突然病欠をとった日だった。私が家を何人かの長期雇用していた従業員に貸したときにも同じようなことが起こった。ある日家をチェックしに行った際，彼らが盗んだものでいっぱいになった袋を見つけたのだ。バッグを取り戻し，商品は次の日に棚に戻した。彼らが仕事中にそわそわするのを見るのは印象的な体験だった。彼らはその日に私の家を出た。彼らが仕事にも私の家にも戻らないことはわかっていた。他にも窃盗計画に関与した者がいたはずだが，証明することはできなかった。

　想像してみてほしい，毎日毎日仕事に行き，自分の従業員や同僚が自分の敵であると感じ続けることを。ひどい話だ。私は激しいうつと不安

を経験した。私は人生で他にも辛いことがあったのだ。母が亡くなり，結婚生活にもトラブルを抱えていた。人々は，自分の行動が他者にどんな影響を及ぼすか考えるのを，どうかやめないでほしい。

　しばらくして，私は最も優秀な従業員の一人を解雇しなければならなくなった。長い間，一緒に働いた従業員だった。彼を現行犯で逮捕することはできなかったが，私は彼が盗んでいることを知っていた。彼は今でも挨拶をしに時々やってくるし，彼は今でも自分が解雇された理由を探している。なぜ解雇したか彼に告げることもできるが，それは彼にとって拷問のようなものだ。解雇したとき，彼にはただ，成長し次に進むときだ，と告げた。店にはまだ，彼の欲しがるものがあった。

　彼を起訴しなかったのは，それには多大な時間と労力がかかるからで，そこまでする価値があるかどうか，私にはわからなかったからだ。多分，そうすべきだったのかもしれない。従業員たちはそれを本当に悪いことだと思っていなかったと思う。彼らはどうやら何か大きな問題を持っていたように見える。お客さんが近くにいると息が詰まるように感じていたのか，お客さんが怒ると思っていたのかもしれない。私はそういうやり方なのだと教えた。うちはセルフサービスの店ではない。お客さんは店を通り抜けていいわけではないし，何でもかんでも試着していいわけでもないし，店をめちゃくちゃにしていいわけではないのだ。それはうまいビジネスではない。従業員はそれを片付けるのに2時間は取られるのだ。もちろん，それを防ぐために従業員を置いておくことも，抑止力となる。

　ときには，万引きをやりにくくするために刑事やコンサルタントを雇ったこともある。しかし薬物テストや他のスクリーニングと同様，そうするのは大変で，お金もかかった。正直に言うと，どんな小さなものも盗んだことをない人を雇おうとすると，誰も雇えなくなってしまうことが怖かった。間違いなく，ほぼすべての人がその質問をパスすることができないだろう，特に嘘発見器を使った場合には。悲しいことだ。

23

従業員による盗み

問：職場において，盗みとなる行為は何か？

・タイムカードのごまかし
・経費口座の水増し（もし持っていれば）
・私用電話
・会社の郵便を使う
・会社の事務用品の私的流用
・会社備品を家に持ち帰る
・会社の金の流用
・コピー機の私的使用
・自分に有利な会計処理のエラーを報告しない
・会社の車を私用に使う

上記に問題はあるだろうか？

従業員の盗みは巨大な問題だ。それは嗜癖になりうる。古典的な例として，50万ドルを掠め取り，職を解雇された人がいる。私たちは頭を掻き，不思議に思う。「何を考えていたのだろうか？ 実際にそんなことをして逃げられるとは思っていなかったのではないか？」。答えはた

いてい以下の通りだ。「考えていなかった。はまってしまったのだ」。それはちょっとずつ起きるのだ。傷つきやすい人がいて，仕事に対する金銭的，情緒的ストレスを抱えている。そしてある線を越えるのだ。次はご存知の通り，職場のやり手が手錠をはめられて連れて行かれることなのだ。

　推計では，従業員の盗みのほうが万引きによる被害より，店の売上を大きく減らす要因になっていることが示唆されている。最終的に人々の生活に余計な損失を計上している。従業員の盗みを構成する要素について，人により違った見解を持つかもしれない。実際には連続したものであり，程度にもさまざまなものがある。しかし，盗みは盗みである。

　自分が回復と万引きをやめることに本気になったとき，私は職場から大胆に金や物品を盗むことはできないのだと悟った。私は自分が嗜癖的性質による従業員の盗みにとらわれていたのだとわかっていた。まだその衝動の名残があった。私は，それを自分自身の気分を改善するためにまだ使っていた。嗜癖者が心に持つ罪悪感や恥をまだ感じていたのだ。それが皮肉にもその行為を続けることに貢献していた。私は一時的にせよ，万引きによって作り出された罪悪感と恥を満足感にすり替えるために盗んでいた。いつか上司に話があると言われて，盗みのために捕まるのではと感じることは，気力を失わせることであった。それは職務上の人間関係，そして仕事にベストを尽くす私の能力をも邪魔していたのである。

24

C.A.S.A. 紹介が適切か？
保護観察官／カウンセラーのチェック・リスト

注：あなたのガイドとなる基本的な評価のための質問は以下の通りである。情報を集めるために必要なすべてをお使いください。

質問	適切	不適切
1. 盗みをしてきたことについて後悔していますか？	"はい／まあそう"	"いいえ／そうでもない"
2. 万引きの前科は？	"ある" 思い出してください	"ない"
3. 最近大切なものを失い苦しんだことがありますか？	"はい／まあそう"	"いいえ／そうでもない"
4. 落ち込んでいますか？	"はい／まあそう"	"いいえ／そうでもない"
5. 生活上何かに怒っていたり圧倒されたりしていませんか？	"はい／まあそう"	"いいえ／そうでもない"
6. 盗みについて罪悪感あるいは恥ずかしいと思ったことはありますか？	"はい／まあそう"	"いいえ／そうでもない"
7. 店以外のところで他の人から盗んだことがありますか？	"いいえ／ほとんどない"	"はい／しばしば"

質問	適切	不適切
8. 自分の万引きについて他の人に話したことがありますか？	"いいえ／ほとんどない" 思い出してください	思い出してください
9. 万引きしたり盗んだ物を何か売ったことがありますか？	"いいえ／ほとんどない"	"はい"
10. 盗みをやめようとしたがうまくいかなかったことがありますか？	"はい／まあそう"	"いいえ／そうでもない"
11. 万引きしたり盗んだりする理由がわかりますか？	"はい／まあそう"	"貪欲さ／必要だから"
12. やめたいですか？ そうだとするとなぜですか？	"はい"	"いいえ／そうでもない"
13. 万引きするのは物を売ってドラッグやアルコールを得る，あるいはギャンブルをするためですか？	"いいえ"	"はい"
14. お金がないから万引きあるいは盗みをするのですか？	"いいえ／そうでもない"	"はい"
15. 一人で万引きしますか？	"はい"	"いいえ"
合計：	／	

注：質問を受けた人が，ほとんどの質問に「適切」の欄に答えていると判定されたら，その人はC.A.S.A.に紹介するのが適切と考えられる。もし，その人が「不適切」の欄により多く答えていると判定されたら，カウンセリング治療，A.A.かN.A.かG.A.といった他の自助グループ，あるいは何らかの刑罰を最初に考えたほうがいい。C.A.S.A.に全く合わない人もいるのだ。

25

万引きする人への他の質問

1. なぜそんなことをしてしまいましたか？（悲しみから，怒りから，不安からですか？　思い出してください）

2. 初めて何か盗った／万引きしたのはいつですか？

3. そのとき，生活上どんなことがありましたか？

4. どのくらいの期間盗んで／万引きをしていましたか？

5. 他にも，いろいろな不誠実な行為をしましたか？

6. 現在カウンセリングを受けたり，薬物療法を受けたりしていますか？

7. 過去にカウンセリングか，薬物療法を受けたことがありますか？

8. あなたは現在金銭的ストレスがありますか？

9. 他の嗜癖（アルコール，薬物，ギャンブルなど）に悩まされていますか？

10. 情緒的ストレスのために盗んだ／万引きをしたと感じていますか？

11. 自分が万引き／盗みに依存していると思いますか？

12. カウンセラーに相談するか，あるいは地元の万引き／盗みをする人たちのサポート・グループに参加しようと考えてみましたか？

13. 誰かあなたの万引きか盗みのことを知っている人はいますか？

14. 自分の万引き／盗みを恥ずかしく思いますか？

15. 以前にやめようと努力したことはありますか？

26

介入をどう行うか

　私には，多くの嗜癖者の家族や友人と共に働く機会があった。家族や友人は，愛する人が真実に向き合い，それを支援することに格闘してきた。家族らにとって，これは特に骨の折れる仕事だ。ひどく恥ずかしいことだし，これらの行為に関して誤解があり，また，解決に導く社会資源がほとんどないからだ。つい以下のように言いたくなる。「おい泥棒さん，やめるんだ！　それは悪いことだとは思わないのか？」。このアプローチ，あるいは似たようなやり方は，万引きしている人をさらに遠くに押しやってしまい，正直になり，助けを求め，盗みをやめることから遠ざけてしまう。

　私は，子どもが盗みをする親や，両親が子どもの盗みに関わる中で大人になった子どもに話をしてきた。以下の2つのアプローチは効果がない；1つ目は，何も言わない，またはしないこと。それは次のメッセージを伝えている。大したことではないと。2つ目は，恥ずかしく思い，叫び，責めること。それは間接的に「あなたは悪い」と伝えていて，子どもの気持ちを閉ざす方向へと追いやっているのだ。子どもたちはいろいろな理由で盗っている。──注意を集める。ニーズを満たす。あるいは自分自身の力と権威の境界をテストすることだ。

　もしあなたが子どもの盗みを疑っているか，証拠をつかんでいるのな

ら，子どもに話しかけ，教える機会だ。子どもたちに，あなたたち親が子どもの行為について心配していると伝えるように，私は勧めている。子どもたちに盗むことは悪いことで，子どもたちが理解できる方法でそれを説明するように促している。戒律を破るから，あるいは地獄に落ちるからそれは悪いと言ってはいけない。なぜなら，人はその所有物が安全であると信じる権利があり，私たちは自分たちのことを快く感じるためには正直である必要があり，他人から信頼される必要があり，自分のものが盗られるとよい気持ちがしないからだ。

　もしあなたの子どもが店から，友人から，クラスメイトから盗んだのであれば，子どもにその盗んだものを返して，謝るように促そう。場合によって，あなたが子どもと一緒に行き，それを確実にするように行動するのが一番いいかもしれない。そして，前もって誤りを正し，調整する援助をしたほうがいいかもしれない。

　もしあなたが帰結あるいは処罰が当然だと思うのなら，私は，あなたの対応をその罪に見合ったものとするか，また次に事が起こったときまで延ばすことを勧める。惜しみない称賛が，子どもの行動を変えるより良い方法になると思う。特に子どもが正直になった場合は。正直さに過分な褒賞を与えるべきではない。誠実さそれ自身が報酬だからだ。

　ほとんどの人は，長期間愛する人が万引き，あるいは盗みの問題を持っていることを知らない。何か手がかりが見つかるまではそうなのだ。愛する人にどのように話しかけたらいいのか。また臆病に感じるかもしれないがどのようにアプローチしたらいいのかわからない。証拠はしばしば状況的なもので，責めるのもためらわれるだろう。結局，自分のほうが間違っていたらどうするのか？
　本書を読んでいくと，人が万引きしたり，盗んだりするエネルギー源

や理由についての知識と感受性を持てるようになる。思い起こしてほしい。万引きは，無意識な助けを求める叫びなのである。万引き者に怒りをぶつけることは簡単だが，ぶつけられた人は傷つく。本書を読むことを勧めたり，ネット上の関連サイトを紹介したり，サポート・グループ，あるいはいろいろな社会資源が本書の巻末に紹介してあるので，それらを勧めながら，助けが必要な人にまた正しい方向に諭すことができればいい。

『介入』という本の著者であるバーノン・ジョンソンが，介入を次のように定義している。

「介入とは，有害，進行性で破壊的な（嗜癖の）勢いを中断させるための過程であり，それは（その嗜癖を）やめる助けとなり，その人のニーズや問題に対応するより健全な新しい方法を発展させる。（あるいはもっと単純に言うと）わかっていない当事者にわかる形で現実を提示することだ」

　介入には頼りになる支援者が必要だ。盗み行為や，その行為の状況的手がかり，あるいはそれに関連した疑わしいまたは既知の行動（気分変動，責任回避，生活スタイルや興味の変化）を伴う他の問題について，直接観察したことがある人々。もしあなたが介入に関わる唯一の人であれば，それはそれでいい。しかし，あなたが少なくとも一人信頼できる共通の友人，牧師，カウンセラー，あるいは家族メンバーを招いて同席してもらうことを勧めたい。
　以下に，どのように介入を進めていくのか，しばしば進んでいくのかの例を示す。配偶者がだんだん回避的になったり，気分にむらがあったりするのに気づいてきた。掃除をしているときに家に見覚えのないものがいろいろと見つかるようになった。配偶者が，万引きか，盗みの問題があるかもしれないと疑うようになる。何か怪しいと腹で感じたり，こ

のようなことをした過去があったり，家族あるいは友人から，何かが家か職場からなくなっていると聞いたり，そのものが家で見つかったりするためだ。配偶者が盗んでいることを示す決定的な証拠はないかもしれないが，それを待ってはいられないのだ。逮捕される恐れがかなり高い，また人間関係が壊れ，職を失い，さらに信用も失い，受けられる助けも遅れてしまうのだ。

　主人公ダンは，家で時間を調整して，妻のロリーがしっかり考えられるようにした。ダンは，妻の妹スーザンにも来てもらった。妹もやはり姉の万引きを疑っていたからだ。

　　ダン：ねえ，君がここにいてうれしいよ。スーザンと私は，君に大切なことを伝えたいと思っている。そして私たちが望むのは，君が聞いてくれることだけだ。私たちはそれがすんだら君に話す機会を与えよう。まず君に聞いてもらう必要があるんだ。君を大切に思っているからだ。

　　ロリー：（自己防衛的に）それは何のことなの？

　　ダン：私たちがここにいるのは君のことを心配しているからだ。万引きについて話すためだ。私たちは君を責めているのではない。でも私たちは君が万引きをしているのを確信していて，それを信じる理由がある。私たちには，言わなくちゃならないことを君に聞いてもらう必要があるんだ。

　　ロリー：万引きですって？　あなたたちは何を話したいって言うの？

　　ダン：君がショックを受けていることはわかっている。でも私たちは，自分たちの心配を君に聞いてもらう必要がある。この2年間私たちは君が何か違ってきたことに気づいた。君は，家を離れて過ごす時間が長くなってきた。そして社交的ではなくなってきた。私は，君が通っていく一つの段階なだけかと考えた。

　　ロリー：それが何だっていうのよ？

ダン：最後まで言わせてほしい。私は先週家の掃除をしていた。そして私は，奥の引き出しに衣服の塊を見つけたんだ。それは着られたことが一度もないような服だった。私は君がそれらを着ているのを見たことがない。また私は，君が昨年来いくつかの新しい宝石を身につけているのを見ている。そしてエリンが大学に入学して家を出て以来，君がジムをやめたことにここ2年で気がついた。その後私たちはよりきつい家計のやりくりをしているが，君が生活スタイルを変えてはいないことも私はわかっている。批判をしているのではない。心配しているんだ。私は私たちのクレジットカードの請求書を先日調べてみたが，君がそんなに使っている様子はない。だから，私はどこから君がそれらの服や宝石を手に入れたのかがわからないんだ。

ロリー：あなたは何を嗅ぎまわっているの？　私はあなたにすべての領収書を見せないといけないわけ？　私は自分のお金を管理しているのを，あなたは知っているわね！　私が家に持ち込んだものすべてを説明する必要なんかないわ。

ダン：それなら，それらの新しい服がどうして奥の引き出しにあるのか私に説明をしてほしい。

ロリー：それらは私には合わなかったのよ。買った後でやっぱり気に入らなかったの。だから，私は洋服ダンスにそれを入れる場所が必要だったのよ。

ダン：なぜそれを店に返さなかったんだい？

ロリー：(神経質になりだして)わからないわ。なぜそんなことをあなたに説明しないといけないの？　そしてこのことがあなたと何の関係があるの，スーザン？

スーザン：私はあなたのことが心配なのと，何かがおかしいとわかるからよ。何かがあなたに起こっているのよ。それが盗みか何かは私にはわからない。でも盗みなら，頼むからただ私たちに言ってほし

い。私たちはあなたに叫ぶつもりはなく，ただ教えようと思うのよ。私たちは助けたいの。少し調べてみて，多くの人たちが自分に問題があるときに盗みや万引きをすることがわかったの。あなたには最近いろいろなことがあったでしょう。変化が。

ロリー：あなたはいつもすべてを知ろうとしていたわよね。あなたはなぜ，このことにとにかく干渉しようとするの？

スーザン：ロリー，私たちはあなたを助けたいの。私たちを信じてちょうだい。あなたが隠そうとしているこの秘密は，あなたを内側から食い尽くそうとしている。私たちは約束する。ただあなたが助けを受けるのを見守りたいの。私は，昔のロリーが懐かしいわ。あなたがそのことで心配しているのなら，他の誰にも今起こっていることを言わないわ。しかし私たちはあなたにここで真実を言ってもらう必要があるし，あなたは助けが必要なのよ。さもなければその代償が来るわ。

ロリー：（怒り，そして怖がって）代償？　例えば何？

ダン：代償はすでにあるよ。信頼が失われている。ロリー，もし君がここで正直にならなければ，私たちの結婚は立ちいかなくなるよ。君も立ち行かなくなるだろう。君が助けを得なくても，私は助けを求める。私はカウンセラーのところに自分で行き，自分がすべきことを見つけるつもりだ。一方，君が万引きをしているのなら，結局君は捕まることになるだろう。私は保釈金を出して，君を請け出す身にはなりたくないんだ。

ロリー：（嫌みったらしく）あなたは私のことを心配する必要はないわ。

ダン：（イライラして）これは病気だ。私は君に真実を言ってもらう必要がある。

スーザン：ロリー，私はあなたが信頼できるような人であってほしいのよ。私はあなたが私たちの家に来るときに，変な心配をしていたくないの。

ロリー：私は，決してあなたの家から何も盗ってはいないわ。（こらえきれなくなって来る）私がこれまでしてきたすべては，あなたたちすべてに奉げることだったのよ。私は命を奉げてきたのよ。私が犠牲にならなくてはいけなかったことを，誰も褒めてはくれなかったわ。

必要なら，対象者にしばらく胸の内を吐き出させるのがベストだ。

ロリー：（涙がこみあげてきて）私はすごくプレッシャーを感じたの。どうしたらいいかわからなかったのよ。私はいつも途方に暮れていた。でも何も求めなかったわ。私にもニーズがあったのに。私は何が起こったのかを知らない。コントロールを失ったの。私はどうしたらいいかわからないわ。

ダン：（妻を助けたい衝動に抵抗して）いいんだよ，お前。私たちがここにいるのはそのためなんだ。私は，夫婦が一緒に克服していこうと思えることがうれしいんだ。でも私は知る必要がある。君は万引きをしているの？

ロリー：（長い間があき，深く息を吸い込んで）そうよ。

❈✦❈✦❈✦❈✦❈✦❈

　介入プロセスは，また出発点でもある。一旦その人が問題を認めたら，帰結にはしっかりと向き合い，外部の助けを求める軌道を進ませないといけない。あなたの愛する人と選択肢を共有し，理にかなう援助を提供しよう。もし介入がうまくいかなかったら，再びやってみる必要があるかもしれないし，自分自身を大事にするために厳しい決断をしないといけないかもしれない。

変化への5つの段階の理論的プロセスを示す。

1）前熟考期
2）熟考期
3）試行期
4）強化期
5）維持期

あなたの愛する人はこのモデルのどこに属するだろうか？　あなたはどこだろうか？

27

自助グループを始める

　私がC.A.S.A.を始めた1992年の終わり頃には，カウンセリングとS.O.S.というグループに1年半参加していたことにより，万引きをすでにかなりしなくなっていたことは幸いだった。自分がサポート・グループの過程を目の当たりにし，回復することにコミットメントできるようになっており，他者に支援を提供することができるようになっていた。2カ月間，個人的成長のためのセミナーに参加，追加支援を受け，それが私のコミュニティーでやり始めたC.A.S.A.の力になった。

　私はいくつか違った形でやりたかったのだが，あなたにはとにかく粘り強くやっていくことを勧める。私は水曜の夜に14週連続でグループ会場に一人きりであり，その後やっと最初の一人がグループに来てくれたのだ。メディアによる報道をしてもらったのが大きな挑戦だった。私は，自分が参加している他のサポート・グループでも使っている教会に時間予約をして，会場を確保した。公共の場所，つまり教会や公民館がいいと思う。万引き者のミーティングをここでやらせてもらえないかどうかを尋ねるのは，少しおっかなびっくりのこともあるだろう。あなたはお願いをする人たちに私のこの本を見せてもいいし，あるいはこれは人が助けを必要とする立派な病気であることを示す文献を見せてもいいと思う。それは私がしてきた以上のことだ。

私は，50枚のチラシを地方裁判所，大きな教会といくつかのカウンセリング機関に郵送した。そのチラシに私の名前，あるいは電話番号を載せたくはなかった。私は世間体を気遣い，そのことについていささか恥ずかしく感じていたからだ。でもあなたは，少なくとも連絡先として自分の電話番号を載せるリスクは取ったほうがいいと思う。

　私が予定していた初回のミーティングの際に，一人の取材者が訪ねてきてくれた。世間に多くの助けが必要な人がいることを私はその取材者に確信させたかったが，私は取材者にそのことを外部に伝えることでの助けを求めた。そこで語ったことは一度も世に出ることはなかったのだが，数カ月後私たちのグループについて記事を書くことを決めた他の取材者たちが来てくれた。私のことを特に書いてくれて，万引きが休みのシーズンにいかに増えるかについても書いてくれた。これは，常にメディアにとり注目を集める対象になるのだ。

　以下に，C.A.S.A. を始めて，維持するのに役立ってきた私のアイデアを示す。

1. ミーティングの会場と時間を設定する（電話番号も知らせよう）
2. チラシを作り，町の関係機関に持参したり，郵送したり，FAX したりしよう。特に法廷，教会，カウンセリング機関，新聞社，刑事事件担当弁護士，書店，喫茶店に
3. メディアに連絡をつけよう（テレビ局，ラジオ局，新聞社，雑誌社）
4. ネット上にホームページを立ち上げよう
5. 他のサポート・グループにチラシを送ろう
6. あなたの自助グループの情報を州の自助グループ情報センターに知らせよう。そのセンターは通常州都に置かれている
7. 新聞に（匿名でも）記事を投稿しよう
8. 店にお知らせしよう。すぐに受け止めてくれるかもしれない

9. 友人や家族にアイデアあるいは助力を求めてみよう
10. 地方紙の健康情報に載せてもらおう

<u>あなたのアイデアを書いてみよう</u>

1.

2.

3.

4.

5.

6.

7.

8.

9.

10.

おわりに

　ここから私たちはどこへ行くのか？

　私がC.A.S.A.を始めて11年，この個人的な，そして専門職の旅路を歩みだして，私は知識，思いやり，そして力をつけて成長した。作り上げてきたことを祝福され，自分の苦闘と成功の物語を共有する多くの機会を与えられた。時々は，孤独の旅だったこともある。鼓舞されたときもあった。私は回復中の万引き者として他の人たちに手を差しのべ，いろいろな方法で助けようとできることはしてきた。C.A.S.A.という自助グループを始めた。弁護士として万引き者の法的代理人を務めた。セラピストとしてカウンセリングをした。ウェブ・サイトを立ち上げ，電子メール・サポート・グループを始め，チャット・ルームも開設した。セミナーも開いてきた。法廷でも話をした。地方ラジオ局，全国ネットのラジオ局，テレビ局にも出演した。そして多くの雑誌や新聞記事を書いたり，取材されたりした。本書を書いたのも，私なりの多くの人たちへの伝言の方法であり，この問題をさまざまな困難を超えて押し出すための方策である。

　私には常に助けが必要なことを知っている。自助グループを始める準備ができている他の人たちのために祈っている。他の専門職の人たちで，嗜癖的・強迫的万引きや盗みをする人たちに対する最良の治療方法について学びたいと求めている人たちに祈っている。一般の人たちが，それらの苦しみを受けている人たちに心や胸を開くことを祈っている。本書が万引き嗜癖からの回復が可能であることを示し，そこに至る道を多くの人が歩むことを私は願っている。

私たちには単なる法的問題として以上に，万引きについての調査や研究が必要である。私たちはさらなる理解，思いやり，そして治療の選択肢を必要としている。

　私は回復を続けている最中だが，次にどんなことが自分の身や，この"ムーブメント"に起こるのか，わからない。でも私は現在，自分の人生を楽しんでいることがわかるのだ。

資料，社会資源

テレンス・ダリル・シュルマン（Terrence Daryl Shulman）
セラピスト，弁護士，コンサルタント，講演者。
 アドレス：PO Box 250008 Franklin, MI 48025
 電子メール：terrenceshulman@theshulmancenter.com
 ウェブ・サイト：www.KleptomaniacsAnonymous.com
      www.emplyeetheftsolutions.com
      www.shopaholicsanonymous.org
 著書：
  従業員窃盗に関する著作；"Biting The Hand That Feeds: The Emplyee Theft Epidemic… New Perspectives, New Solutions,"（Infinity Publishing, 2005.）
  買い物依存に関する著作；"Bought Out and Spent! Recovery from compulsive Shopping and Spending"（Infinity Publishing, 2008）
  病的窃盗，買い物依存と溜め込み障害に関する著作；"Cluttered Lives, Empty Souls　Compulsive Stealing, Spending & Hoarding"（Infinity Publishing, 2011）

National Association For Shoplifting Prevention
 アドレス：225 Broadhollow Road Ste. 400E Melville, NY 11747
 Toll-Free TEL：(800) 848-9595
 TEL：631-923-2737
 FAX：631-923-2743
 ウェブ・サイト：www.sacourseonline.org
 ［参考］NASPについて（特定非営利法人　全国万引犯罪防止機構による日本語での紹介）：http://www.manboukikou.jp/pdf/situation282.pdf

赤城高原ホスピタル
依存症専門病院。近年病的窃盗の治療で注目を集める。ホームページに病気と治療の解説，自助グループ KA（Kleptomaniacs Anonymous）の情報あり。
　　アドレス：〒 379-1111　群馬県渋川市赤城町北赤城山 1051
　　TEL：0279-56-8148
　　ウェブ・サイト：http://www2.wind.ne.jp/Akagi-kohgen-HP
　　【窃盗癖，文献紹介】のページ：
　　http://www2.wind.ne.jp/Akagi-kohgen-HP/Kleptomania_literature.html

一般社団法人アミティ
　　本部
　　　　アドレス：〒 157-0066　東京都世田谷区成城 2-37-7　NEXUS 成城 B
　　　　TEL：03-6805-8088
　　関西支部
　　　　アドレス：〒 673-0424　兵庫県三木市自由が丘本町 2-37
　　　　TEL：0794-82-9988
　　ウェブ・サイト：http://kleptomania-amity.or.jp/index.html
　　電子メール：info@kleptomania-amity.or.jp

クレプトマニア家族の会
　　（NPO 法人 全国ギャンブル依存症家族の会によって発足）
　　ウェブ・サイト：http://www.gdfam.org/kureputo.html
　　　東京クレプトマニア家族の会：
　　　　　http://www.gdfam.org/pdfkureputo/klepto_tokyo.pdf
　　　群馬クレプトマニア家族の会：
　　　　　http://www.gdfam.org/pdfkureputo/klepto_gunma.pdf

【書籍】
　　竹村道夫，吉岡隆 編：『窃盗症　クレプトマニア―その理解と支援―』
　　　（中央法規，東京，2018）
　　斉藤章佳：『万引き依存症』（イースト・プレス，東京，2018）

監訳者あとがき

　平成26年に赤城高原ホスピタルの竹村道夫先生より北陸地区から入院したクレプトマニア患者の外来通院治療を頼まれて，始めてみたもののどうしていいかわからず，途方に暮れていたときアマゾンで本書を見つけた。一気に読んで魅了され，当事者が書いたわかりやすい本のため，日本の当事者，治療や弁護にあたる人たちにも読んでもらえたらと思い，協力者にも恵まれ，翻訳した。著者にも平成29年10月にデトロイトまで会いに行った。その際C.A.S.A.も見学させてもらい感激した。最後に，当事者のKiさん，金沢合同法律事務所の弁護士徳田隆裕さんには翻訳のお手伝いをしていただき，謝意を表します。そして，校正担当，株式会社すずき編集室の鈴木加奈子さんにも丁寧にみていただきありがとうございました。

2019年6月

奥田　宏

著者について

　テレンス・ダリル・シュルマンはデトロイト生まれのデトロイト育ちで，弁護士，セラピスト，コンサルタントそして回復中の病的窃盗者である。またデトロイト地域で1992年に始まった週に1回開催されるサポート・グループであるC.A.S.A.(Cleptomaniacs And Shoplifters Anonymous, 無名の病的窃盗者たち）の創始者であり，ファシリテーターの一人である。C.A.S.A. は米国と全世界に数えるほどしかない病的窃盗者へのサポート・グループの一つである。

　シュルマン氏は窃盗嗜癖とその回復についてのウェブ・サイトを1995年に始めた（www.KleptomaniacsAnonymous.com）。そこでは統計，情報，記事，本，それに関するチャット・ルーム付き電子メール・サポート・グループ，そして代替治療について紹介している。

　シュルマン氏は，主として窃盗嗜癖者とその家族に自分のデトロイト地区のオフィスで電話相談，あるいは面接を行っている。また幅広く薬物依存のカウンセラーとして働いてきたし，クリニックの責任者でもあった。

　シュルマン氏は，小売業界や会社に対し，窃盗と従業員による窃盗とごまかしについての予防，削減，そして対応戦略についての扱う相談に応じている。

　彼はCNNニュースなどさまざまなテレビ番組に出演してきた。ディスカバリー・チャンネルと数多くのローカル・ニュース・プログラムにも出演した。

　一方，いろいろな雑誌や新聞にも取り上げられてきた。ニューヨーク・タイムズ，シカゴ・トリビューン，デトロイト・フリープレス，コスモポリタン，そしてサイコロジー・トゥデイなどである。

　本書はシュルマン氏による初の著作である。

　現在，妻ティナとミシガン州サウスフィールドに住んでいる。

　また従業員による窃盗についての本を執筆中で，予防，削減，そしてそれらの問題に対する対策，漸進的アプローチについて解説している。

【監訳者】
奥田　宏（おくだ　ひろし）
医学博士。金沢大学医学部卒。同大学大学院医学研究科博士課程修了。同大学医学部付属病院医員。石川県立高松病院医員，医長。谷野呉山病院医局員を経て，2001年4月よりひろメンタルクリニック院長。2004年より金沢工業大学大学院心理科学研究科教授。

【訳者】
松本かおり　（まつもと　かおり）
医学博士。臨床心理士。Whitworth College（WA, USA, 現 Whitworth University）Psychology major 卒。静岡大学大学院人文社会科学研究科修士課程修了。浜松医科大学医学系研究科博士課程修了。2013年浜松医科大学児童青年期精神医学講座特任助教を経て，2014年金沢工業大学講師。

廣澤　徹（ひろさわ　とおる）
医学博士。金沢大学医学部卒。同大学大学院医学研究科博士課程修了。2012年4月より金沢大学大学院脳情報講座学助教。

クレプトマニア・万引き嗜癖からの回復

2019年7月8日　初版第1刷発行

著　　者　テレンス・ダリル・シュルマン
監 訳 者　奥田　宏
訳　　者　松本かおり，廣澤　徹
発 行 者　石澤雄司
発 行 所　株式会社 星和書店
　　　　　〒168-0074　東京都杉並区上高井戸1-2-5
　　　　　電話　03（3329）0031（営業部）／03（3329）0033（編集部）
　　　　　FAX　03（5374）7186（営業部）／03（5374）7185（編集部）
　　　　　http://www.seiwa-pb.co.jp

印刷・製本　中央精版印刷株式会社

Printed in Japan　　　　　　　　　　　　　　ISBN978-4-7911-1022-3

・本書に掲載する著作物の複製権・翻訳権・上映権・譲渡権・公衆送信権（送信可能化権を含む）は（株）星和書店が保有します。

・JCOPY 〈(社)出版者著作権管理機構 委託出版物〉
本書の無断複製は著作権法上での例外を除き禁じられています。複製される場合は，そのつど事前に（社）出版者著作権管理機構（電話03-3513-6969，FAX 03-3513-6979, e-mail: info@jcopy.or.jp）の許諾を得てください。